心とからだにきく和みの手当て

ガンダーリ松本
GANDHARI MATSUMOTO

地《ぢ》湧《ゆう》社

心とからだにきく　和みの手当て

はじめに

この本は、あなたに「安心」を届けます。誰にも奪われることなく、何物にも左右されることのない「安心」です。それを手に入れるために、何も難しいことをするわけではありません。誰にでもできる簡単なことを行動に移して、あなたの中にある、本当の力と本当の智恵を思い出すだけでいいのです。

もしかしたら、あなたは智恵を誰かに求めて、たくさんのお金と山のような時間を使って勉強をしてきたのではありませんか？　真面目でがんばり屋さんの人ほど、本を読んだりセミナーに参加したりして、一生懸命、知識を身につけようと努力してきたことでしょう。

そして、「自分自身をまるごと受け入れる」ということが大切だと気がついたのではないでしょうか。でも、それこそが難しいと思っていませんか？

かつて私は、分かっているけれど、それができない自分にもどかしさを感じていました。

そんな私がやっと気がついて、実践してきたことがあります。鍵となったのは、「からだと心の両方に働きかける」ということでした。自分の力でからだと心の両方を整えていくと、色々なものを簡単に手放すことができ、次第にありのままの自分に戻っていきます。そして、「何があっても大丈夫」という確かな自信が自分の内側から湧きあがってきます。そうすると自分を守るために閉じこもったり、人の評価を得るためにがんばったり、外に答えを求めようとしなくなります。まわりは何ひとつ変わっていないにもかかわらず、「何があっても大丈夫」と思えるようになっているのです。

相変わらず電車は満員でもイライラしなくなり、まわりにガミガミ怒っている人がいても胃が痛くなることがなく、家族の誰かがけんかしていても平気でいることができるのです。不思議とまわりに振り回されていない自分に気がつきます。まわりでどんなことが起きても「大丈夫」と思える自分がいるのです。

そんな自分の「安心世界」を生きはじめると、いつのまにか自然とまわりも変化していきます。あなたがその世界を一度手に入れれば、決して失われることはありません。あなたはありのままの自分を受け入れて、あなたが望む幸せな日々を、ずっと送ることができるのです。

そんな幸せな人生を創造する第一歩となるのが、「からだと心の両方に働きかける」ということです。本書では、その具体的な方法をお伝えしています。

第1章では、まず、私がその方法に気づいた経緯について書かせていただいています。そして第2章以降には、からだと心の両方を整えるための方法や智恵について詳しく書いています。具体的な方法をまず知りたいという方は、第2章からお読みになっていただいてもいいかもしれません。その方法はとても簡単なもので、誰にでもできることです。

あなたが思っているよりもずっと簡単に、私たちはあるがままの自分を受け入れ、安心してわくわくしながら生きていくことができます。この本をきっかけとして、あなた自身がすでに持っている力や智恵を思い出し、あなた本来の生き方を心から楽しめるようになることを願っています。

● 目次

第1章
真理を思い出すまでの旅

旅のはじまり

「自分や人が幸せになるってどういうこと？」

私は、ずっとこの問いの答えを探し続けてきました。この本を手に取ってくださっているということは、あなたもその答えを探してきたのかもしれません。

生まれてから数年間、私は「答え探しの旅」がはじまるなんて想像もしていなかったと思います。母は私を自宅で出産しましたが、私はお医者さまの到着を待たずに、自分の力でスルスルと生まれてきて、すぐにぺちゃくちゃとおしゃべりしていたそうです。幼いころは、外の世界をまったく怖がることがなく、自分は何でもできると思っていたようで、「自分で、自分で」と何をするにもひとりでやりたがったそうです。人見知りもせず、ものおじしない子どもでした。

とても優しい両親に育てられた私は、叱られた記憶がありません。幼いころから、母は私にたくさんの体験をさせてくれましたし、さまざまな芸術に触れる機会を作ってくれました。それもあってか、私は感受性の強い子どもだったようで、人の状況に感情移入しやすく、相手の気持ちをそのまま自分のことのように感じていました。たとえば、テレビで悲しい物語を観ると、主人公と同じ気持ちになって、感情が揺さぶられ、真剣に涙を流します。そうやって泣いていると、母はにこにこしながら「そんなに泣いたら、目が悪くなりますよ」と言って、テレビの画面をさえぎるのです。どうしても涙がとまらないときは、こっそりおトイレに行くか、生まれたときから一緒にいる犬のコロのそばに行って泣いていました。私は、母に心配をかけないようににこ笑っている姿だけを見せたかったのです。

私は、家の中ではとても幸せでした。でも、外の世界は違っていました。外では、誰かが大きな声を出しただけで、たとえ相手が怒っていなくても、「怒っている」と思って驚いてしまうのです。バスで車掌さんが、お釣りをもらい忘れて降りていこうとする人に「お客さん、お客さん！　お釣り！」と大きな声で言うのを聞いただけで、一日中、胃の中に重い石が入ったように苦しかったのを覚えています。

家の外で出会う人たちは、どうして声を荒げたり、乱暴な振る舞いをしたりするのか分かりませんでした。本当に怒っている人を見ると大変です。すぐにからだが反応して、カチカチになってしまうのです。家の中で怖い思いをすることがなかった分、外の世界でそれを敏感に感じ取っていたのでしょう。

家の中は本当に安心できる場でした。母より十六歳年上の父は、温厚で優しい人でした。私は、父が年を取ってから生まれた子どもでしたので、目の中に入れても痛くないというほど可愛がってもらいました。父は戦後シベリアに抑留され、大変な経験をしていました。お晩酌をしながら、よくこんな話をしてくれたものです。

「お父さんがいたところはね、毎日毎日とても寒くて、食べものも少なかったんだ。それなのに山のような仕事をしなければならなくて、みんな本当につらい思いをしていたんだよ。でもひとつだけうれしいことがあったんだ。お父さんがね、『父帰る』というお芝居をみんなの前でやったとき、『どんなにつらいことがあっても、あきらめないできっと日本に帰ろうと思う』って、みんなが泣きながら言ってくれたんだよ。それがとてもうれしかった……。だから、お父さんもこうして日本に帰って来ることができて、今ここにいられるんだよ」

みんなに言われたことを口にするとき、父はいつも言葉をつまらせ、頬には一筋の涙が流れていました。私は、その涙を子ども心にとても美しいと感じ、父のことが大好きでした。この話を聞くたびに胸はキューンとなりましたが、「劇ってみんなに勇気を与えることができるすごいものなんだ」と感じていました。

その影響もあってか、私はやがて自分で物語を作り、近所の子どもたちを家に呼んでは、それぞれに役をふって、劇をして遊ぶようになりました。それは、とても楽しい時間でした。また面白いことに、友達の誰もが役を与えられると、それを生き生きと楽しそうに演じるのです。普段は勉強に集中できず、先生に叱られてばかりいる子も劇の中では見違えるような集中力を発揮します。そんな不思議な力を持つ演劇に魅力を感じ、自分で劇をするほかに、たくさんのお芝居を観るようになり、演劇は常に身近なものとなりました。

みんなが幸せになる社会を求めて

そんな平穏な日常の中で、突然悲しい事件が起こりました。私が小学生のときのことです。兄と同じクラスの生徒さんが、実の父親に殺されたのです。生活苦からの無理心中……。兄は、お別れの手紙をみんなの前で読むことになり、その手紙を書きながら涙を流していました。私にとっては、はじめて現実の中で味わった深い悲しみでした。人前で泣くことができなかった私は、悲しくて悲しくてコロのそばでずっと泣いていました。

「本当に真剣に世の中のことを考えたら気が狂ってしまうかもしれないほど大変なことがいっぱいあるのに、どうしてみんな平気そうな顔して生きていられるんだろう……」と思い悩みました。同時に「自分ひとりが幸せでも、まわりが幸せでなければ本当に幸せにはなれない」とひしひしと感じていました。私は、世の中で起こるすべてのことに自分は責任があると考えるような変わった子どもだったのです。そして、「幸せってなんだろう？」という疑問を持つようになりました。小さな疑問はやがて大きな問いに変わっていきました。

「自分や人が幸せになるってどういうこと？　そのために、私には何ができるの？私は、何のために生まれてきたの？」

もしかしたら、あなたもこんなことを考えて、その答えを求めていろんなことをしてきたのではないでしょうか？　その問いにたどりつくまでの道は、私が経験したものとは違うかもしれません。でも、多くの人にとって、この問いが果てしない旅のはじまりになったのではないかと思います。

「みんなが幸せに暮らせる社会を作るにはどうしたらいいのだろう……。そのために自分は何ができるだろう……」

私はそんな思いを抱えながら、答えを見つけるための道を模索しはじめました。

私の母の実家はお寺だったため、自然と仏教的な考え方を身につけていたのかもしれません。私は小さいころから「欲を落とす」ということに興味がありました。また、私はとても集中力がありましたので、本を読んでいたら「御飯ですよ」と呼ぶ母の声にも気づかずにいつまでも読み続けるような子でした。自分で自分の欲求を制御するのはとても難しいと感じており、もしも自分の欲しいものだけを追い求めたら、終わることなく求め続けて大変なことになってしまうと漠然と感じていました。ですから自分のために生きるよりも、「人や社会のために生きる」ことのほうが楽なように思えたのです。

父はシベリアでの経験もあって、復員後は「みんなが安心して暮らせる国にしたい」と願っていました。私は、そんな父と一緒に国会討論を見るようになり、みんなが幸せになれないのは政治の仕組みが悪いのだと感じていました。「大人だけにまかせていてはいけない！」と、子どもながら一生懸命でした。

小学校高学年になるころには、将来は結婚しないで弁護士になろうと思っていました。私はおてんばで、まわりの男の子よりも力が強かったので、結婚なんてきっと向いていない、それよりも社会のために働こうと決意していたのです。そのために必要な知識を得ようと、さまざまな本を読むようになりました。

社会を変えるためには、まず仕組みを変えなければならない——。月日が経つにつれてその思いは高まり、高校生のころは学生運動に参加していました。世の中を変えるために仲間と議論し、活動する日々はとても充実していました。

けれど、衝撃的な出来事が私たちを襲いました。最後のセクト抗争をたまたま見に行った仲間が、争いに巻き込まれて亡くなったのです。まさかこんなことが起こるとは思ってもおらず、目の前が真っ暗になりました。死というものに恐怖を覚えると同時に、どうしようもない失望感が押し寄せてきました。

どうして、同じ理想を掲げる者同士が、自分たちの主義主張が少し違うというだけで、争うことになってしまうのか……。答えを求めて、組織のリーダー格の大人の人と話しても、通り一遍の教義しか返ってきません。私は学生運動をすることが、自分が求めている答えに繋がるとは思えなくなりました。答えを求めてまた本を読みあさりました。

大切なのは一人ひとりの心

仕組みを変えようとする一方で、社会を変える力は宗教にあるのではないかとも思っていました。キリスト教系の幼稚園に通っていた私は、イエス様が大好きでしたし、卒園後もときどき教会に通っていました。また、宗派を問わず、熱心に宗教関係の本も読んでいました。

宗教を興した方々は、世の中の人を幸せに導こうとしたはずです。宗教の中に答えがあるような気がして、祖といわれる方たちの教えを読み解こうとしました。そこには、共通する法則のようなものを発見することができましたが、私にとって腑に落ちる答えはありませんでした。また、教会で牧師さんに疑問を投げかけてみました。けれど、「そこまでは分かっています。その先を教えてください」と言いたくなってしまうような、お決まりの答えしか返ってきませんでした。

長い時間がかかりましたが、私は、自分が求めている答えが思想にも宗教にもないのではないかと気づきました。よりよい社会を求めて政治を変えようとしても、方向性が違えば争いを生みます。社会の制度を変えたとしても、その制度のもとでまた別の不都合がはじまります。崇高な教えを心の拠りどころにしたいと思っても、宗教さえも悪い方向に利用されることがあります。

私は「大切なのは一人ひとりの心だ」と思いました。人の心が変わるしかないと。とても地道な取り組みですが、まず自分が変わり、そのことで目の前の人の心が変わり、その人がまた違う人の心を変え、やがてそれが世界中に伝わり、みんなが自然と幸せになっていく――。それが唯一の道だと思いました。

まずはしっかりと自分を知るために、心理学に取り組むことにしました。大学にはマルクス経済学を学ぶために入ったにもかかわらず、心理学ばかり勉強していました。

最初はロジャー心理学にご縁をいただき、そこからはじまって、さまざまな心理療法の知識を学びました。催眠や瞑想の勉強も面白くて、とにかく「これがすんだら、次はこれ」と、むさぼるように勉強していました。答えにたどり着くために必要な知識を身につけなければと思っていたのです。今思うと、まるで修行僧のようでした。その修行はかなり長い間続くことになります。

心とからだの繋がり

学びたいことはどんどん増えていき、あれもこれもと思っているうちに、大学を卒業する時期がやってきました。当時は、四年制大学を出た女性の就職口は少なかった時代です。男子学生はどんどん就職先が決まっていくのに、私はなかなか決まらず、もどかしい思いをしていたのを覚えています。

そんな中、やっと就職できたので、「がんばらなければならない！」と心もからだも緊張させながら、一生懸命働いていました。何しろ、男性以上に成果を出さなければば認めてもらえないのですから必死です。自分を駆り立てながら、とにかくがんばり続けていると、次第に夜眠れなくなってきました。微熱が何ヵ月も続き、出社時にはバスの中から会社の建物が見えてくると、吐き気がするようになってしまったのです。その当時は「出社拒否」という言葉はありませんでしたが、私はまさにその走りだったわけです。

体調はどんどん悪くなりますが、それでもやっと切り開いた就職枠でしたから、「あとに続く女性の後輩のために、絶対に辞めてはいけない！」と思っていました。からだの状態はかなり悪化し、もう少しひどくなっていたらメニエル氏病と診断されてしまうところでした。

結局、そんな姿を見かねた親に無理やり辞めさせられることになりましたが、辞めたことで大きな気づきがありました。

働いていたときは、自分で自分をあまりにも追いつめていたので、心もからだもカチカチになり、からだの緊張が心をかたくなにして、心の緊張がからだをさらにこわばらせるという悪循環を起こしていました。過酷な状況の中でも「がんばらなければならない」と自分に言い聞かせていたため、辞めるという選択肢を思いつくことすらできませんでした。自分の意識では気づけなくなってしまっている私に、なんとか気づかせようとして、病気というものが表れてきてくれたのです。「この生き方は、あなたの本当の生き方ではないんだよ」とからだが教えてくれていたのだと気づきました。はたして、会社を辞めるとすぐに症状は消えていったのです。

仕事を辞めたことで手にしたものは、からだと心がしっかりと繋がっていることを実感する貴重な経験でした。似たような経験を通して、からだと心が密接に影響し合っていることに気づいた方もいるのではないでしょうか?

私がなんとか深刻な病気にならずにすんだのは、からだへの負担を軽減してくれる指圧、針治療に通っていたおかげだったのだと気づき、その後は整体や東洋医学に興味を持つことになります。さらに、からだと心の繋がりについて学ぶうちに、大脳生理学にも興味を持っていきました。こうして見てみると、今の私が在るのは、すべてそこからはじまっているようにも思えます。

色眼鏡を通して見た世界

一方で、心理学も引き続き熱心に勉強していました。当時は、海外から新しい心理学がどんどん日本に入ってきていましたので、その効果の実験も兼ねた勉強会などに積極的に参加していました。会いたいと思う人には自分から会いに行き、興味を持つ会には所属して活動していました。その中で多くの出会いとご縁をいただき、気がつくといつのまにか色々な方々の心にかかわる仕事をするようになっていました。不登校の子どもさんとお話ししたり、子育ての講座でお母さん方の相談に乗ったり、クリニックでカウンセリングやワークショップをしたり……。かかわる方々の境遇や年齢はさまざまでした。

心理学を学ぶと、目の前の人の心の状態が手に取るように分かり、その人がどういう選択をしたらいいか、どうすれば幸せになれるのかが、よく分かります。短期療法のカウンセリングでは、「どうしたらいいかを共に見つけましょう」という約束事があるので、「こうしたらどうですか」と提案することにまったく問題はありません。

しかし、友人となるとそうはいきません。私はあるとき、悩んでいた友人に早く幸せになって欲しくて、「どうしたらいいか」を言ってしまいました。大切な友達を助けたいという気持ちがあったからです。でも私の言葉を聞いた友人は、怒って去って行ってしまいました。本人はまだそれを受け取れる時期ではなかったのに、受け取りたくないものを渡してしまったのです。本当は彼女が自分でその答えを見つけ出すのをじっと待つ必要があったのに……。今なら、「誰もが自分の中に答えを持っていて、その答えを見つけ出すために色々な体験をする」ということが分かりますが、そのときは早く楽になって欲しいという気持ちが強かったのです。

人のためになることをしたいと思って心理学を勉強してきたのに、心理学の知識を使って相手を傷つけてしまい、私は悲しくなりました。

「私が本当にやりたかったことは、もしかしたらこれではないのかも……」

そう思いはじめたとき、ある転機が訪れました。

私は幼いころは、相手の気持ちが自然と手に取るように分かりました。それは私が特別なのではなく、誰もが幼いころはそうだったのではないかと思います。その後、色々な専門知識を学ぶことで、幼いときの感覚は私の単なる「思いすごし」だったんだと思うようになりました。専門知識のほうが確かで、科学で立証されているものが正しいと考えたのです。学問を追求する中で、素晴らしいと思う先生に出会い、その先生の視点からさらに多くの知識を身につけていきました。

しかしあるとき、自分が、尊敬する先生とまったく同じ頭になっていると気づいたのです。私は、愕然としました。

「私が、私じゃなくなっている……」

いつのまにか、誰かの視点で世界を見る癖を身につけてしまっていたのです。ある人が作った色眼鏡をかけて世界を見ていることに気づきました。

ひとつの学派は、ひとつの土俵を作ります。いったんその土俵に入ってしまうと、それ以外のものは見えなくなります。同じ土俵の中にいる人たちは、共通言語があるので理解し合えます。そして、外の世界にいる人たちにはこういうのです。

「この世界を理解してごらんなさい。そうすると幸せになれますよ」

それに従うと、自分の目で世界を見るのではなく、自分ではないほかの人の視点という色眼鏡をかけて世界を見ることになります。

学派を立ちあげた最初の祖と言われる人にとっては、その視点こそがその人にとっての真理なのだと思います。しかし、その学派がどんどん枝分かれし、違う視点を取り入れられたものとなるころには、それを習得することで限りなく「真理」に近づくかもしれませんが、決して「真理」そのものではありえません。なぜなら本当の「真理」は、それぞれの人の中にのみあるからです。

宗教や思想も同じだと気づきました。ある宗教を興した人や、ある思想を最初に唱えはじめた人にとっては、それはその人の人生の「答え」となる真理かもしれません。しかし、それは「あなたにとっての答え」ではないのです。他の人の視点で真理を見ようとすると、かえって遠回りすることになってしまいます。私にとってはそうでした。私は、こんなふうに思いはじめました。

「十人いれば、十通りの心理学や哲学が存在するのではないか？　特定の知識を得ないと幸せになれないなんて、そんなことはないはずだ！」

心理学を勉強しはじめて、二十年が経っていました。

真理を見つけるための鍵

私は、いままでの知識をいったん手放そうと決意しました。子どものころ、当たり前のように持っていた自分だけの感性や感覚を取り戻そうと思ったのです。そのために、自分の体験を通して納得できるものだけに取り組むようになりました。ダンスや、絵、瞑想など、さまざまなものに目を向けましたが、私にとって一番有効だったのは、からだを十分にほぐしながら行う演劇でした。

小、中、高と演劇を楽しみ、大学入学後は演劇活動なるものからは距離を置いていましたが、社会人になってからは竹内敏晴さんの演劇を使ったワークショップに参加したり、心理劇学会に所属したりしていました。その中で、演劇の持つ力を再認識し、その癒しの効果にはずっと興味を持ち続けていました。

自分の感覚を復活させたいと思った私は、もっと自分の感性にまかせて自由に活動できるグループを作りました。さまざまな実験的活動を繰り返す中で、演劇の中に「真理を見つけるための鍵」を見つけていきました。

まずは心の状態がからだに現れるということに着目しました。演技をするとき、心が緊張していたり、役になりきれていなかったり、演じることに不安があったりすると、それらがすべてからだに出るのです。心の緊張がからだのこわばりとなり、見るからに不自然な動作になります。その緊張が続いたままだと観客に感動を与えるような表現力を発揮することができません。

ですから、演劇をなさる方はよくご存知だと思いますが、演じ手は演技に入る前に、かならずからだをほぐします。からだを丁寧にほぐし、ゆるめておくと、心も落ち着いて、とても自然に演技することができ、声も通るようになります。からだを整えることで、心もからだも自由になり、思いっきりその役を演じられるようになるのです。これは、実生活でも同じだと思いました。からだをゆったりほぐしていれば、素直に自分を表現できるようになります。

もうひとつ、鍵に気づく出来事がありました。私は、かねてより一度、演じ手として演出家の言う通りに演じることを体験したいと思っていました。信頼できる演出家に脚本まで書き下ろしてもらい、お芝居をすることになりました。私は、すべての要望や指示に応えようと思っていたので、何とか演出家の言うことを理解してそれに合わせようとがんばりました。

それなのに、どうもうまく演技できません。相手役ともうまくセリフがかみ合わないのです。自分では納得できないまま、初演の日を迎えました。無難に演じ終わったとき、私はどうしようもない空しさに襲われました。「電車に飛び込んで死んでしまいたい！」と本気で思ったほどです。私にとっては、最悪の舞台でした。お客さんとの一体感を感じることができなかったのです。

そして私は、こんな思いをするぐらいなら「自分の思った通りに演じたほうがいい！」と心底思いました。とにかく自分がいいと思う表現方法で、自分のペースで、自分が信じるやり方で演じたのです。そうやって演じた舞台はどうなったと思いますか？　めちゃくちゃになったでしょうか？　いいえ、その逆でした。会場はまるでひとつの生き物のように一体となり、観客は共に笑い、共に涙したのです！　相手役との息もぴったり。阿吽の呼吸で演じることができました。私には、役を演じたというよりひとつの人生を生き抜いたというほどの達成感と充実感がありました。

芝居が終わり、私のもとに駆け寄ってきてくれた演出家の口から飛び出してきたのは、予想外の言葉でした。

「まさにこれなんだよ！　僕が言っていたことは！　よくやった！」

私は、一瞬ぽかんとしてしまいました。そして、気がついたのです。自分自身の感覚がいかに大事だったかということに。私は、演出家の要望に応えようとするあまりに、演出家の感覚に焦点を当て、どう演技したらいいかを懸命に理解しようとしていました。自分の感覚は二の次にしていたのです。自分の感覚で生み出す世界を抑えて、相手の言葉を頼りに相手が描く世界を忠実に描こうとしていました。

しかし、相手の言葉は、相手の体験によって作られたものです。同じ体験をしていない私が、言葉で相手の感覚を完全に理解し、それに完璧に合わせようというのは本来不可能なことだったのです。ですから、かえってお互いにしっくりこない世界になっていたのだと思います。まず自分の感覚を大事にして表現し、そのうえで相手に問いかけていけばよかったのです。

私は、人生も演劇と同じだと感じました。シェイクスピアは「人生は舞台。人はみな役者」という言葉を残していますが、まったくその通りです。人生は即興劇のようなものです。他人の観点から演じようとしたり、まわりの評価を得ようとしたりせず、自分自身の役割を感じるままに生きればいいのです。

ただ、人生には台本がないので、何が起こるか分からないという怖れがあるかもしれません。そんなときは、舞台に立つ前にしっかりからだをゆるめればいいのです。そうすれば、心もほぐれて安心して自分を生きることができます。そして何が起こるか分からないからこそ、わくわくして面白いと思えるようになり、やがて何があっても大丈夫という気持ちになれます。

私は、自分自身の感性のままに物事を体験したことで、「自分自身を生きればいいのだ」ということに気づきました。いいえ、そのことを思い出したのです。生まれたばかりのころは、確かにそう生きていた気がします。

自分自身を生きることが、自分にできる唯一のこと。そして、からだと心をしっかりほぐせば、安心して自然とそれができるようになる。これが、私が演劇を通して実感した、「真理をみつけるための鍵」でした。

自分自身を生きる

「自分自身を生きるって、具体的にどういうこと？」と思われるかもしれません。たとえば、こんなことです。

からだと心の緊張を手放し、他人の色眼鏡で世界を見ることがなくなると、まわりの要望に応えようとか評価されたいと思わなくなってきます。大事なのは、自分の思いに従って、自分の目で目の前のものを見るということ。そして、見えたものを自分が感じるままに受け止めてみるということ。すると、色眼鏡を通した世界ではなく、本当の自分自身の世界が見えてきます。自分の人生は、自分しか生きることはできませんし、自分しか創り出すことができないのです。その素晴らしさは、自分にしか分かりません。まわりの人が、とやかく語るものではないのです。

自分の目で世界を見て生きていると、余計な怖れがなくなり、安心した気持で人生という舞台を楽しむことができます。そして、「自分が本当にしたいことをしてもいいんだ」と心から思えるようになります。何をやっていてもわくわくする感覚が蘇ってくるのです。これが、自分自身を生きはじめているということなのだと思います。

私は幼いころ、自分の欲を追い求めると、大変な人生になるだろうから、人を幸せにするために生きようと思っていました。けれど、そう思いながらも人を傷つけてしまい、「目の前の人に幸せになって欲しい」と思うことが、実は自分の「エゴ」なのではないかと感じたこともあります。でも今は、それが自分にとって最大の喜びなのだから、「自分のやりたいことをやってもいいよ」と、許可を出せるようになりました。エゴに思えていたことこそが、生まれてきた目的だったと分かったのです。

そのエゴを許すと、自分の思いを人に押し売りしなくなりました。以前は、その人が必要とする以上に「教えたい、してあげたい」と思う気持ちがあったのですが、今は必要があれば応えようと思うようになりました。尋ねられたときは、その方の気づきを促す質問をして、自分が教える立場にあるときは、本人の気づきの「場」を用意するようになりました。最終的には、本人が気づいて、本人がやりたいことをするしかないのですから……。私は、自分が本当にしたいことを、どんなふうに実現していきたいのかが、だんだん見えてきました。

幸せ創造劇場

長い時間をかけて身につけた知識を、また長い時間をかけていったん手放したことで、私は知識の中にある「自然の法則」や、それに沿って生きるための智恵に目を向けるようになりました。

その法則や智恵は、はるか昔から語り継がれてきたものであり、どんな学問や思想も最終的にはそこに向かっていると感じました。でも、それは勉強しないと身につかないものではなく、もともと私たちが知っていることであり、本当は私たちの遺伝子に書かれていることだと私は感じています。自然の法則に気づいたとき、私は、「すべてすでに知っていた」と感じました。思い出したという感覚がしっくりくるかもしれません。誰もが知っていることなので、ただ思い出すだけでいいのです。この自然の法則を思い出すことと、自分自身をありのままに生きるということは深く結びついています。

安心して子どものように素直な気持ちで遊びながら、自然の法則を思い出し、自分自身を生きるきっかけを得る場を作りたいと思い、「幸せ創造劇場」というものをはじめました。これは、参加者が主役の劇場です。

幸せ創造劇場では、参加者の世界を役者が即興劇にします。たとえば参加者の「過去の体験」や「現在の自分」、「希望する未来」などです。参加者が安心できる空間で自分の気持ちを話し、それを目に見えるかたちで、役者に声やからだを使って表現してもらうのです。それを見て、参加者が自分の気持ちを再確認したり、客観的な視点で出来事を見たりします。

また参加者自らが、誰かほかの人の役を演じてその人の気持ちを表現することで、新しい気づきを得たりします。それは、頭ではなくからだを通して「あっ、そうか！」と、腑に落ちる体験です。今ここに存在しているということに集中しながら、そのような体験をすることで、自然の法則に気づいていくのです。

この即興劇の中で大切なのは、遊び感覚で楽しむということです。楽しみながら安全に運転するために、車に「遊び」が必要なように、遊び心を持つことができると、自分の中にゆとりや安心が生まれます。そうすると、色々なことに気づくことができるのです。「目の前に起こることをちゃんと見る」という当たり前のことができるようになります。幼いときはみなさんが、そういう感覚を持っていたのではないでしょうか。

子どものころに、「目の前のことを素直に見る」という体験をしてこなかったという人は、今ここでからだをゆったりとほぐして緊張を手放し、安心した状態になればいいのです。幸せ創造劇場では、即興劇をする前にからだをじっくりほぐします。決して難しいことをするわけではありません。誰にでも簡単にできる「手当法」です。私は、この簡単な手当てでからだをほぐした結果、たくさんの方が子どものように素直になって、楽しみながら多くの気づきを得るのを見てきました。

幸せ創造劇場のもうひとつの素晴らしいところは、ひとつの即興劇を通して、皆で同じ体験をするということです。私たちは言葉だけでは通じ合えないことがたくさんあります。どんなに言葉で伝えても相手に伝わらず、言葉は人と人とを遠ざけるためにあるのではないかとさえ思います。でも、同じ体験を共有することで、言葉を越えて通じ合うことができるのです。

そうやってお互いが繋がる体験をすると、わざわざ言葉にする必要がなくなってきます。誰かに分かってもらうために、言葉で説明したり、教えたりする必要がないのです。その場にいる人が自然に自分に必要なことに気づいていきます。

私たちは、教えられたことは、納得することも行動することもなかなかできません。けれど自分で気づくと、その時点でもう行動が変化しています。そうした体験が、「自分自身を生きる」ということに繋がっていくのだと思います。

私は幸せ創造劇場の中で、その人が自分で「真理をみつけるための鍵」を見つけ出すことができるように「こんなことしてみませんか?」と提案して、ただ一緒に楽しく遊んでいるだけです。そうするとその人が勝手にさまざまな気づきを得て、自分で自分の人生を創り出して、どんどん幸せになっていくのです。

「この人を幸せにしなくては……」と必死でがんばっていたときは、問題が山積みになったこともありました。でも今は、目の前にあるもつれた糸がすっとほぐれていくように、自然と問題すらなくなっていきます。からだと心を整え、安心して目の前で起こることを受け止めて、自分自身を生きようとするだけで、私の人生も、まわりの人の人生も、望む通りの世界に変化していきました。長い間、私が求め続けていたものが、現実となって現れるようになったのです。いいえ、想像もしていなかったようなすてきな展開となっています。

和みのヨーガの誕生

ある日、幸せ創造劇場に参加してくださったお医者様が、「手当法」に興味を持ってくださいました。そのお医者様のご要望もあって、六本木の医院で患者さんを対象に手当法だけをお伝えするようになりました。それが、「和みのヨーガ」が生まれるきっかけとなります。患者さんに、ご自身の手でじっくりからだをゆるめてもらうと、目に見える効果が表れてきました。それで、一般の方にも公開するようになったところ、「和みのヨーガ」を教えたいといってくださる方が現れはじめ、予想もしない発展を見ることになったのです。

「和みのヨーガ」の効果は多岐にわたります。普段、うまく自分を表現できなかったり、人間関係において不安があったりする人は、からだと心をほぐすだけで現実という舞台で安心して自分を表現することができるようになります。からだと心があまりに緊張して、それが病気というかたちで表れてきている人は、緊張をほぐしながら、からだの声を聴くことで、いつのまにか自然ともともとの自分に戻っていきます。

からだと対話する時間を持つと、自分を愛おしむ心と、大切にしようという気持ちが湧いてきます。自然と安心感が生まれ、落ち着いて目の前に起こることを見ることができるようになり、今ここに怖れることは何もないのだと感じることができるようになります。そうすると、やはり、自然の法則を知っていたことを思い出すのです。

また、同じ体験をした人同士でお話しすると、自分の中にある想いに自信が持てるようになります。そして、さらなる気づきが生まれ、生き生きと自分の人生を楽しめるようになっていきます。「自分でからだをほぐす」ということだけで、ここまでの変化が起こるのです。私は、そんな方々を数え切れないほど見てきました。からだと心の両方に働きかけることの大切さと、生まれたときから備わっている力の素晴らしさをしみじみと感じる毎日です。

これまでにたくさんの勉強をしてきた方は、和みのヨーガは自分の勉強してきたすべての要素が統合されていると言い、またある方は、これは簡単で私にも分かりやすい、温かくて、懐かしさを感じると言われます。

和みのヨーガは誰にでもできる易しいものですが、そこにはさまざまな分野に通じる要素が入っていると思います。ＮＬＰだったり、催眠だったり、オステオパシーだったり、最新の心理学や脳科学だったり……。そのどれにも共通する自然の法則を読み解いているものが、和みのヨーガに入っているからだと思います。

それらの膨大な知識を、全部ひとりで身につけるのはとても大変なことですし、その必要もないのではないかと感じています。実際に和みのヨーガでやっていることは、私が演劇部や陸上部にいたとき、からだをほぐすためにしていたことや、昔おばあちゃんに教えてもらった日本に伝わる手当法を簡単にしたものです。昔の人なら、子どものころから知っていたようなことで、誰にでもできることです。誰にでもできるからこそ、すべての人の役に立つのではないかと思っています。

簡単なことを効果的にしているのは、手当法をする人の意識。それと、自然な流れで手当法を行うということにあります。一連の流れに従って、インストラクターが誘導する声を聴きながら、頭のてっぺんからつま先まで、脳と身体を繋いでいくことが大きな効果を生み出しているのです。

今では、たくさんのインストラクターの方々が、和みのヨーガを広めてくださっていますが、インストラクターのみなさんには、「知識はいらないんですよ、知識が感性を邪魔することがありますからね……」とお伝えしています。大切なのは、「どのような意識でみなさんと共に在るか」ということです。世の中には同じことをやっていても、どのような気持ちで行うかで、似て非なることはたくさんあると思います。

答えは自分の中にある

からだと心の緊張をほぐして、自然の法則を思い出すと、いつのまにか自分自身をまるごと受け入れるようになります。感性にまかせて、目の前のことを淡々と行うだけで、自分もまわりも生き生きとしてきて、わくわくしながら人生を楽しむことができるようになっていきます。

そうすると、「何があっても大丈夫」という自信が当たり前のように自分の中から湧き出てきます。それが、人生という舞台で本来の自分の役割を演じる力になっていくのです。あなたの思いが人生を創り、あなた自身が人生の主役であると同時に、監督でも演出家でもあることに気づくのです。いつの間にか、気がつくと心から望んでいる人生を歩んでいたということになります。そうなると、かつて問題があったということさえ覚えていないのです。私は、幸せ創造劇場と和みのヨーガを通して、多くの方と触れ合う中で、このことを心から実感しています。

私は長いあいだ、知識を身につければ「答え」にたどり着くと思っていました。でもそうではなかったのです。外の世界に答えがあるのではなく、「真理」を教えてくれる誰かがいるのではなかったのです。また「真理」はひとつですが、それぞれの人にとっての「真理」の表現は違い、自分なりの感性で「自分の真理」に向き合うことが大切なのだと分かりました。そのためには、自分の目の前に実際に起こることを通して見えてくる自分自身をまるごと受け入れて、自分自身の感覚を信頼して生きることが大切になります。それは、本当はあなただけの力でできることなのです。そのための最初の鍵となるのが、からだと心の両方に働きかけるということです。

2章からは、どのようにしてからだと心の両方に働きかけていくか、そうすることでどのような自然の法則を思い出すことができるか、実際に体験しながらつかみとっていただきたいと思います。

第2章

心とからだの両方に目を向ける

両方に、同時に働きかけるということ

自分自身をまるごと受け入れて、不安や恐れを手放し、安心してわくわくしながら本当に望む人生を生きるためには、まず「からだと心の両方に働きかける」ことが鍵となります。1章では、そのことについて私の体験をもとにお伝えしてきました。この鍵を使って実際に何をするかというと、からだと心の緊張を同時にほぐして手放していく、ということを行います。これだけ聞くと、まわりくどい方法という印象があるかもしれません。でもこの鍵を使うことで、驚くほど簡単に本来の自分自身を生きはじめることができます。

そのために大切なのは、からだと心の「両方に、同時に」働きかけるということです。からだと心が深く繋がっていて、お互いに影響し合っていることは、すでに多くの方が実感していることと思います。何か嫌なことや不安があると胃が痛くなったり、緊張して焦ると心臓のまわりの筋肉が押さえつけられるように感じたりするのではないでしょうか。

それなのに、いざ心とからだの問題が起こったときは、別々に対処していませんか？　不安を感じたり悩みがあったりするときは、自己啓発の本を読んだり、セミナーに行ったり、カウンセリングを受けたり、スピリチュアルの世界に答えを求めたり……。からだの不調を感じたり病気になったりしたときは、健康になろうとがんばって運動したり、マッサージを受けたり、色々な治療法を試したり……。それが当たり前と感じてきた方も多いかもしれません。でもその方法で、期待した変化がどれだけ起こったでしょうか？

からだと心が密接に繋がっている限り、心が反応するときは、からだも反応し、からだの状態は心に影響します。片方だけに働きかけても、もう片方の状態が変わっていなければ、なかなか思うような変化が起こらない場合がほとんどです。そこで、心に向き合いつつからだを整え、からだをほぐしつつ心を整えると、拍子抜けするくらい自然に変化して本来のからだと心を取り戻し、安心して生きていけるようになります。

からだと心の両方に働きかける方法は、本当に簡単です。その簡単なことを、私が考案した「和みのヨーガ」で行っています。ヨーガといっても、手足を複雑に組んで行うものではありません。ゆったりとした呼吸をしながら、からだをなでたり、さすったりして、どこにどんな緊張がついているのかに気づきながら全身をゆるめ、心地よく伸ばして左右のバランスを整えたりするだけです。

気づいていなかった緊張に気づく

それでは、和みのヨーガの教室をちょっと覗いてみましょう。今や、百人を超える和みのヨーガのインストラクターが活躍しており、全国で教室を開いてくださっています。今回は、私が運営している六本木の教室の様子をお伝えしましょう。

教室に使わせていただいている場所は、六本木ヒルズより徒歩四分くらいのところですが、繁華街から少し離れた静かな住宅街の中にあります。ホールに足を踏み入れると、ほんのりと木の香りがします。天井は高く、そこに取り付けられている天窓からは、やわらかい光が差してきます。都会の真ん中にいるとは思えないような心地のよい静けさを感じられる場所です。ここに来るだけで、からだがゆるむ感覚がするという方もいらっしゃいます。

参加する方々は、円になって腰を下ろし、手当法をはじめます。インストラクターの役目は、一連の流れに沿ってリードすること。まずは頭のてっぺんからほぐし、それから、顔、首、肩、腕、胸、腰をじっくりとゆるめていきます。上半身が終わったら今度は下半身。つま先からはじまって、ふくらはぎ、太ももをほぐしていきます。一人ひとりがそれぞれのペースで丁寧にからだをゆるめていくうちに、日常の雑念が頭から離れていきます。ひとりがそのような状態になると、それが全体に伝わり、全員の集中力が増していきます。長年、坐禅や瞑想をしている人が到達できる「無の状態」に近いものといえるでしょう。そんな中で、ゆったりとした呼吸をしながら、やさしくからだに触れていきます。

すると次第に、いつもは頭で認識できていないからだの細部にまで意識が向くようになります。脳と身体がきちんと繋がっていくのです。ヨーガは、サンスクリット語で「繋ぐ」という意味の言葉です。その言葉通り、からだと心を繋ぎながら、その両方に向き合っていきます。そうすると、まずは今まで気づかなかった、「からだの緊張」に気づいていきます。普通の肩コリなどは、自分で認識することができますが、普段は自分でも意識していない「からだの緊張」もあるのです。

インストラクター自身もからだをほぐしながら、こんなふうに語りかけます。

「口のまわりを押してみて痛い人はいませんか？　ここは、言いたくても言えないストレスが緊張としてつくところです。もしここが痛かったら、言いたくても口に出せずに我慢をしていることがないか気がついてみてください……」

参加している方のからだはどんどんゆるんでいきます。そうすると、自然と安心感が生まれ、素直にからだを大切に思う気持ちが湧き出てきます。そして、

「こんなに緊張するまでがんばっていたんだ……。無理をしていたんだな……」

と、自分の心の状態にも気づくのです。からだがカチカチだと、がんばり過ぎている自分に気づくのは難しいでしょう。でもからだがゆるんで心が安定している状態だと、今まで目を向けていなかった心の状態にハッと気づくことができます。そして、その状態が「ありのままの自分」とずれていると感じたとき、それまで何かに駆り立てられてきた自分を、簡単に手放すことができます。気づくだけでいいのです。そうした気づきは、からだがしっかりとゆるんでいるときに起こります。

安心して心身をほぐす場

自分で自分のからだをほぐしていく手当法を、ソロワークと呼んでおり、教室ではこれを一時間ほどかけて行います。その後、短い休憩をはさんで、ふたりでからだをほぐし合うペアワークを行います。

今度は相手の頭から足まで、からだ全体に触れていきます。本人の手の届かないところにも手を当てて、揺らしたりさすったりしながら、脳と身体を繋いでいきます。手当てを受ける人は、からだに触れてもらうとそこに意識が向くようになり、もうそれだけで良い氣が流れ出します。そしてさらに、無意識に溜めていたからだの緊張や、気づいていなかった心の状態に気づいていきます。

ペアワークも一時間ほどかけて行い、合計で二時間、からだと心の両方を同時に整えます。最後に、円になってみんなで感想を言い合いますが、そのころには最初はまるで怒っているかのような顔だった方も、花が咲いたようにすてきな笑顔を見せてくれます。ほかの方の感想を聞いて、同じような気づきを得た方は、自分に自信が持てるようになり、勇気をもらいます。また、自分で気づいたことを話すことで、とらわれていた気持ちを手放すことができます。

どうでしょうか？　実際に行うことはとても簡単なことだと思いませんか？　たったこれだけのことを繰り返し行うだけで、からだと心の緊張がなくなっていくのです。難しいことも、必死でがんばるようなこともありません。いろんなことが長続きしないという方も、ただ、からだが喜ぶような心地のよいことをするだけなので、難なく続けていくことができるのです。和みのヨーガは、簡単で無理なくできるから教室に通い続けているという方は、たくさんいます。そんな簡単なことを続けるだけで、誰の目にも見えるようなからだと心の変化があり、「こんなに深いものだったのですね……」と言う方もいます。

からだと心の両方をほぐすと、いつのまにか自然と不安な気持ちがなくなり、安心して自分らしく日常生活を送れるようになります。自分自身ではなく「他人が求める自分」を生きていた人は、それに気づき、本来の生き方に戻れます。過剰にがんばらなくても、必要なことはちゃんとこなせることが分かり、自信がついて自己肯定感が高まっていきます。本当に求めていた生き方にどんどん近づいていくのです。

からだの不調は、自分自身を生きていないことを知らせるサインであるという、心の気づきがあるだけで、症状が改善することもあります。また、からだをほぐすと自ずとバランスが整い、ゆがみや滞りがもとに戻るので、結果としてもともと持っている自然治癒力が引き出され、病気が回復していきます。

和みのヨーガの教室は、「安心してからだと心を整えられる場」なのです。この「安心している」という状態はとても大切です。安心して、ゆったりとした気持ちになるからこそ、自分の力だけで、自分自身に必要なことに気づき、納得することができます。そして、その方が心から求める方へ変化していくのです。

心とからだの状態に気づくための手当法

まずは、落ち着いた状態でからだと心の両方に向き合い、気づいていなかった緊張に気づいていただきたいと思います。和みのヨーガの手当法を使って、あなたのからだと心の声を聴いてみましょう。からだの緊張やコリに気づくための手当てを三つご紹介します。朝起きたときや、寝る前、夕方に疲れを感じたときこの手当てを試してみると、からだの状態を感じやすいでしょう。また、実際に行う前に、意識して何度か深呼吸をするとよいと思います。

がんばり過ぎの状態が分かる腕の手当て

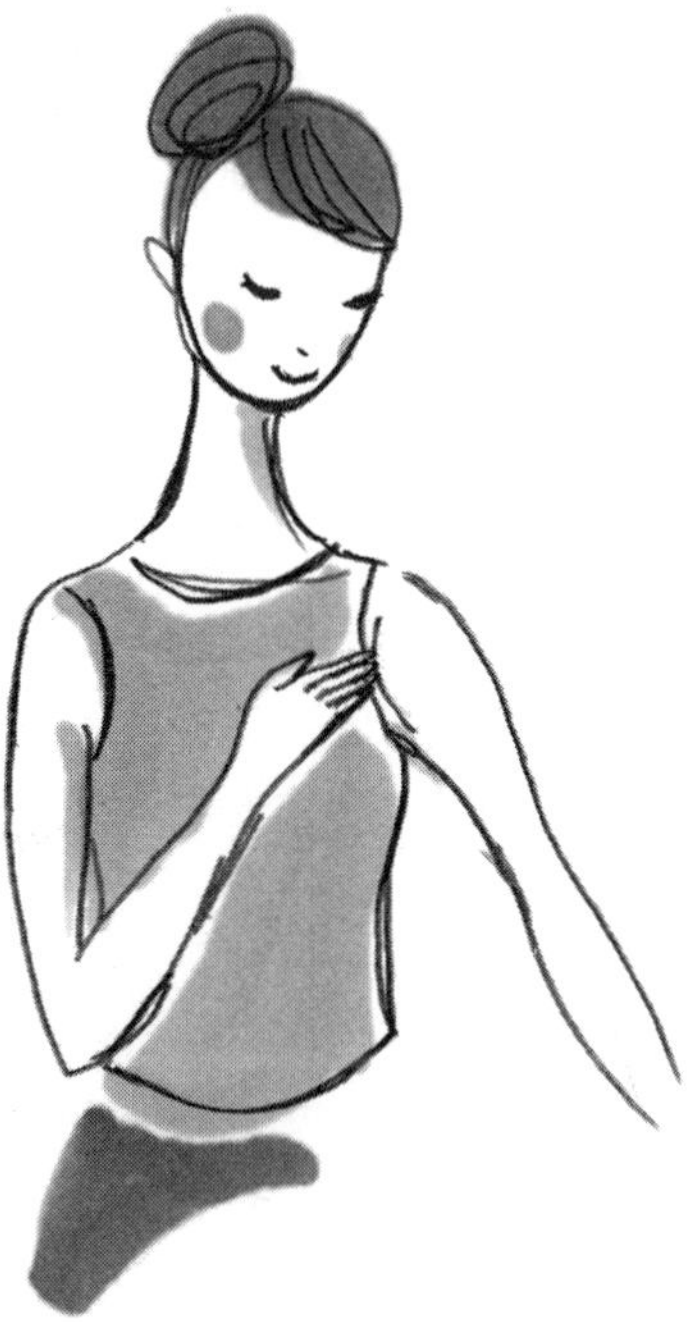

腕の付け根に、ポコッとへこんでいる部分があります。
そこをちょっと強めに手でグリグリとほぐすように押してみてください。
反対側の腕の付け根も同様に押してみましょう。

この部分は柔らかいでしょうか？　それとも、ちょっと固い感じがしますか？　ここには「気配りのコリ」がついています。「もっともっとまわりに配慮しなければ……」と思ったり「人の期待に応えないと！」と思ったりしているとき、この部分がこわばって緊張します。それが積み重なると、いつも腕の付け根の筋肉が緊張し、コリとなるのです。

腕の付け根を手当てしてみて固かったり痛かったりしたら、「コリができるほど気配りをしていたんだなぁ」と気づいてみてください。ただ、がんばっていたことに気づくだけでいいのです。それが「良い」とか「悪い」とか判断するのではなく「あぁ、そうだったんだ……」と、そのままの状態に気づいてみてください。

和みのヨーガの教室で「ここが固い人はがんばり屋さんです。そんなにがんばらなくても大丈夫、と自分に言い聞かせながら手当てしてあげてくださいね」とお話しすると、緊張がゆるんで涙を滲ませる方もいます。がんばり過ぎていることに気づかず、むしろ「まだまだ足りない、もっとがんばらなくては……」と、自分で自分を駆り立ててからだを緊張させ、カチカチになって身動きがとれなくなっている方がたくさんいます。

中には、配慮し過ぎていることに気づいてさえいない人もいます。そんな人が、気を使ってがんばっていても、なかなか他人は思い通りに反応してくれません。「私がこんなにしてあげているのに、どうしてじて分かってくれないの！」という思い通りにならない相手への怒りから来る緊張も、ここに溜めてしまいます。

「うちの主人は握りこぶしを作って、ボクサーのようにギューっと腕を曲げて、縮こまって寝ているんですよ」と話してくれた方がいました。いつも、意識が「がんばらなければ」という戦闘態勢になっていると、腕のあたりが常にこわばることになり、付け根の部分もカチカチになってしまいます。その緊張が、さらに「もっともっとがんばらなければ」という気持ちを生み出してしまうのです。

気づいたときに、腕の付け根をほぐして戦闘態勢を解除してください。そうすると、自分を駆り立てる気持ちも治まってきます。心が安定している状態が続けば、自然とコリはなくなっていきます。

●ストレスの状態が分かる目の手当て

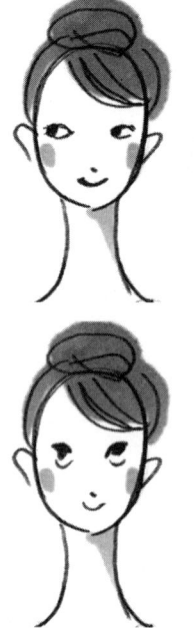

目を見開いて、ゆっくりと
右から左に、左から右にと動かします。
下から上に、上から下に動かし、
大きく右回りに動かして、
左回りに動かします。
そして、しっかりと目を閉じて、
ふわっと、開きます。
これを何度か繰り返します。

いかがですか？　動かしにくかった部分はありませんか？　眼球をゆっくりと、上下左右に動かしてみてスムーズに動かないときは、心のストレスが溜まっている、感情的なトラウマがあるというお知らせです。長時間パソコンを使用するなどといった身体的な原因はもちろんですが、精神的な原因でも目に緊張は溜まるのです。私たちは情報のほとんどを目から取り入れているので、目には緊張やコリが溜まりやすくなっています。どんなことが気になっているのか、どんなことで緊張しているのか、ちょっと立ち止まって振り返ってみましょう。ふっと思い浮かんできたことを意識に上らせるだけでいいのです。たとえば、こんなことです。

「思うように仕事が進まない……」
「部下や上司に、正当に評価されていない……」
「家族との会話がうまくいっていない……」
「まわりの世界で起こっている大変な出来事をもう見たくない……」

そう思っていることが「悪い」なんて思わなくて大丈夫です。無意識に思い込んでいたことに気づくだけでいいのです。反省はいりません。そんなふうに思いがちな自分を意識できるだけで、あなたは変わっていけるのです。

目を動かしてみて、もし目の筋肉が緊張しているようなら、指の腹を使って目のまわりを優しくほぐしてみてください。目がしらに両手の親指をあてて息を吐きながらグーッと押していただいてもいいです。緊張がゆるんでいくとともに、ストレスも少しずつ薄れていきます。

また、テレビなどで衝撃的な映像を見ると、目の前で起こったことではないことでも、しっかりとトラウマとなって脳に焼きつき、目の筋肉が緊張して疲れたように感じることがあります。そのようなときは、目を手当てしてしっかりと脳をリセットし、心のストレスを手放しておきましょう。

●思考の状態が分かる手の手当て

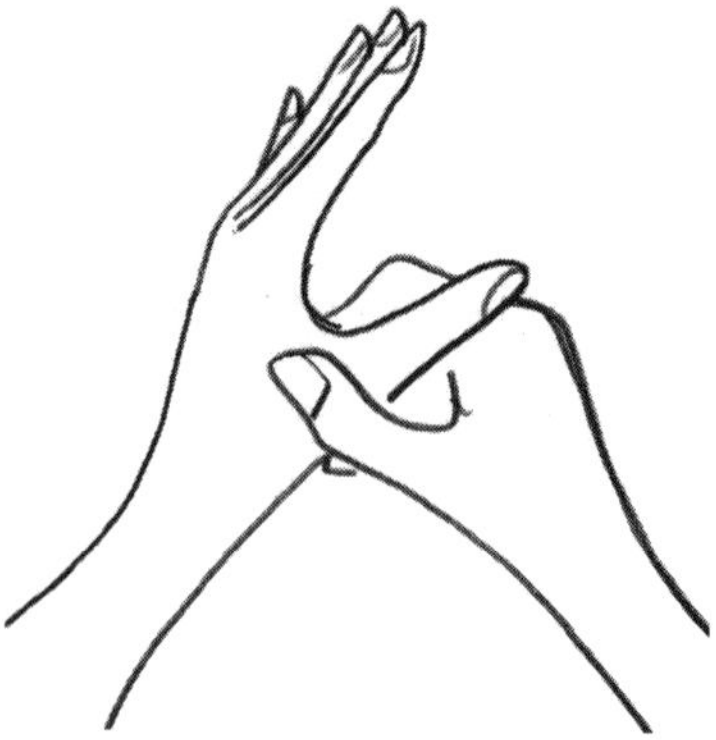

手の親指と人差し指の間に合谷《ごうこく》と呼ばれるところがあります。
そこを、ちょっと強めに反対の手の親指と人差し指で圧をかけてグーッと何度か押してみてください。
そして、右手と左手との違いを感じてみてください。

右手と左手の違いはありましたか？　右手が固い、痛いという人は「考え過ぎのコリ」がついています。いつも論理的に物事を考えて左脳を使い過ぎている状態にあります。左のほうが痛いという人は、右手が固過ぎて痛みを感じていないのかもしれません。もう一度、強い刺激を右手に入れてみてください。あまりに左脳を使い過ぎて右手が固くなり、刺激が入らなくなっている人もいます。それでも、やはり左手のほうが固くて凝っているという人は、クリエイティブな脳である右脳をたくさん使っています。

今は、多くの人がどちらかというと左脳ばかりを使っており、「脳の偏り疲労」の状態になっています。アンバランスな脳の使い方が、からだや心の均衡をくずし、それがさまざまな社会現象として現れてきているといっても過言ではありません。今の世の中には、情報があふれています。それを知識として全部吸収しなければと勉強し続けている方はたくさんいるのではないでしょうか？　でも、頭に知識をつめ込み過ぎたり、考え過ぎたりしていると、常にからだが緊張し、思考が凝り固まってしまいます。マニュアルがないと動けない、いざというときに自主的な判断や臨機応変な対応ができない、という人が増えてきているように感じます。

手当てをしてみて、いかがでしたか？　どんな気づきがあったでしょうか。ある程度時間を取り、リラックスした状態で連続して手当てをすると、さらにからだがほぐれて、心やからだの緊張に気づきやすくなります。

はじめて和みのヨーガに参加する方の中には、「心の緊張がからだに影響を与え、からだの不調が心の状態を表しているなんて、今まで考えてもみなかった」と言う方もいます。けれど、からだと心の両方をほぐす習慣をつけると、気づいていなかったからだの緊張に気づき、その緊張と密接に繋がっている心の状態に気づくことができるのです。

からだの緊張をほぐすというと、マッサージや整体に行けばいいと思うかもしれません。でも、プロの整体師におまかせして、からだが一時的にゆるんで気持ちよくなっても、すぐにコリや緊張はまた戻ってきてしまいます。心の緊張を手放していないので、癖になっている考え方がまたすぐに緊張を作り出してしまうのです。

からだと心の両方の緊張を手放していくには、自分自身でその両方に働きかけることが必要です。自分で働きかけるからこそ、心もからだもゆるゆるになって安心しきった状態が生まれてきます。その状態だからこそ、「本質的な気づき」が起こるのです。気づくだけで自分の本来の感性を取り戻すことができて、素直な気持ちで目の前の世界を見ることができるようになります。

そもそも「緊張」とは何か？

心の緊張がからだをこわばらせ、からだの緊張が心をかたくなにしている。だからこそ、からだのこわばりをほぐすと心が整っていき、心が整っていけばからだもより一層ほぐれる——。この相乗効果によって心身を整えることができ、それが「あるがままの自分を生きる」ことに繋がっていくのですが、そもそもからだと心の緊張とはいったい何なのでしょう？　それはどんなふうにして、積み重なっていくものなのでしょうか。

あなたはどんなときに緊張しますか？　あなたを不快にさせたり、不安を感じさせたりする出来事が起こったとき、まず心が緊張するのではないでしょうか。そんなときは、からだも同時に緊張しています。ネガティブな感情は筋肉を緊張させ、それが繰り返されると、だんだんとからだがカチカチのままになり、心もかたくなになっていきます。緊張が慢性化してくると、からだと心に大きな影響を及ぼします。自由な考え方ができなくなり、自信も安心感もなくなっていきます。

そんな状態では、自分らしく生きるどころか、言いたいことも言えず、行動を起こしたくても起こせません。それが自己否定に繋がって悩んでしまったり、対人関係のもつれの原因になったりするのです。また、緊張が溜まった部分は血液やリンパの流れが悪くなり、内臓がうまく機能しなくなります。そうしてからだのエネルギーの流れが悪くなった結果、病気というものが現れたりするのです。つまり、病気という形ではあるけれど、結局もとをたどればからだと心の緊張が原因だったりするわけです。

こうして見てみると、緊張って問題の大元のように感じますが、驚くことにこのような心身の緊張に気づいていない人がほとんどです。気づかないから、からだと心をカチカチにしているともいえます。では、この緊張がどのような仕組みで起こり、私たちにどんなふうに影響を与えているかを詳しく見ていきましょう。

緊張が生まれる仕組み

からだと心が緊張するプロセスの多くは、幼いときの経験に端を発しています。たとえば、このような経験です。

幼いころ、あなたはとても丁寧にゆっくりと靴をはいていました。そのとき、母親に「早くしなさい！　どうしてもっと早くできないの！」と言われたとします。

その瞬間、からだはキュッと緊張します。その緊張で、ますますうまくできなくなってしまいます。そして「もう、グズなんだから……」と、レッテルを張られてしまいました。そのとき心の中では「自分はグズなんだ。もっと素早くしなくてはいけない」という思いが生まれます。

その後は、大切な場面で、いつも過去の経験を思い出してからだが緊張してしまい、「急いでしなくては」「きちんとしなくては」と必要以上に感じてしまいます。けれど、そう思えば思うほどからだは緊張してカチカチになり、結局うまくできずに、さらに焦ってしまうのです。

精神的な緊張によってこわばった筋肉と、そのときに心が作った観念は強く結びついています。これが「からだと心の緊張」です。そして、潜在意識（脳）は筋肉のこわばりと観念をセットで記憶するのです。あなたがまた別の同じような経験をして、からだを緊張させるたびに、脳はこの観念にもとづく指示を出します。これが繰り返されると、脳に根付いた観念は強化され、筋肉もさらに固くなっていき、「からだと心の緊張」は慢性化してしまいます。

身近に、いつもイライラしながらがんばっている人はいませんか？「何をぐずぐずしているんだ！」と、まわりの人に怒鳴りちらしている人は、実は自分を「グズ」だと思っています。だからこそ「すばやく行動しなければならない」という強迫観念を持ち、筋肉を緊張させた状態で、一生懸命がんばっているのです。筋肉の緊張がある限り、この観念が消えることはありません。

この観念を持つ人は「自分はこんなにがんばっているのに、みんなはどうしてそうしないのだ！」と、がんばっていない人に腹を立て、さらにくたくたに疲れ果てていくことになります。

また、「自分はグズだ」という観念を持っているために、積極的に自分から行動することを避け、人前に出られなくなる人もいます。言いたいことや、やりたいことがあっても、どうしても不安な気持ちが湧いてきて、結局あきらめてしまうのです。

緊張を溜める経験をし続けると、やがてただの思い込みだった観念が、自分の価値観のように思えてしまうことがあります。たとえば、こんな価値観です。

「他人に迷惑をかけないように、いつでもどこでも素早く行動するのは当然だ」

「他人に嫌われないように、言いたいことも、やりたいことも我慢するべきだ」

自分ではない誰かがこう言っていたら、これは価値観の仮面をかぶった、ただの思い込みだと思うかもしれません。でも他人から見たら簡単に手放せそうな思い込みでも、自分が選び取ってきた価値観だと思っている限り、手放すのはなかなか難しいものです。ほとんどの人が、考え方を変えることに抵抗を感じてしまうのではないでしょうか。

自分を守るための鎧

思い込みを手放せないのは、それができた理由にあります。筋肉のこわばりやそのときに生まれた観念は、実はあなたが自分を守るために作った「鎧」のようなものなのです。

外界からの働きかけが不快感や不安感を引き起こした場合、あなたはからだをギュッと緊張させますが、これは本能的に自分の生命を守ろうとする反応だといえます。からだを緊張させたときに生まれた観念も、同様に自分を守るためのものなのです。筋肉のこわばりとともに観念を記憶するのは、脳の中でも生存活動を司る旧脳といわれる部分です。旧脳は、筋肉のこわばりと観念、つまりからだと心を緊張させるものを、自分の生命を守るために必要不可欠なものとみなすのです。

自分を守るための緊張の鎧は、多くの場合、子どものときに身につけます。いったん自分を守るための鎧ができあがると、幼いあなたは経験も少なく客観性が育っていないため、その後はその観念だけにとらわれ、外から来る刺激に対して主観的に反応することになります。そして、十歳ごろまでには、その観念をもとにほとんどの価値観が作られるといわれています。それゆえに、心理学では私たちの人格は十歳までの経験によって形成されるといわれるのです。その後、二十歳になっても、三十歳になっても自分を守るための鎧を後生大事に身にまとっている人がほとんどです。

安全な鎧をただ脱ごうとしても、当然、潜在意識は抵抗します。「こんなふうに考えていたら大丈夫」という思いが強いので、鎧を脱ぐ、つまり価値観の仮面をかぶった思い込みを手放すことが、生命の危機のように感じられます。旧脳が「危険信号」を出して、変わることを阻止しようとするのです。

「これが常識!」

「みんながそう思っているはず!」

「そんなこと、当たり前!」

こんな言葉が出てくるときは、鎧が威力を発揮しているときです。鎧を脱げば、生命が脅かされるどころか、自分にとって本当に必要な価値観だけを選び取ることができるのですが、鎧を着ている間はそんなふうには考えられません。

たとえば幼いころ、親に「そんなことをしたら、人にだらしないと思われるだろう！」と怒鳴られたとします。あなたはビクッとしてからだをこわばらせ、「人にだらしないと思われてはいけない」ということを学びます。

その後も、「あんなことして、人からどう思われるか……」、「まったく、恥ずかしいことをしている！」という発言を聞くことが何度かありました。そのたびに、あなたはからだを緊張させ、「人にどう思われるかを気にしていなければいけない」、「人目を気にしていれば、安全」という観念を無意識のうちに心に刻み込みます。そして、このことに忠実でいれば自分の生命を守ってくれる両親や大人に拒否されることはないと、からだの緊張とともに記憶するのです。その思いは、自分を守る鎧として身につけることになります。

大人になり、「人の評価を気にせず、自分らしく生きればよい」ということを聞いて、頭ではその通りだと思っても、実際にそれを気にせずに行動することができません。無意識のうちに口にする言葉が、「そんなことしたら、人にどう思われるか……」ということだったりします。

その思い込みを手放すことがどんなにいいことかを理性の脳で理解しても、からだは幼いころからの緊張をずっと抱えたままです。筋肉の緊張とともに、旧脳は幼いころの感情を呼び起こし、「人の評価を気にしないと危険だ」と繰り返しあなたに語りかけるのです。そんなときは、もう大人になっているにもかかわらず、意識は子どものころに引き戻されてしまいます。自分を守るために身につけた鎧をそう簡単に手放すわけにはいきません。

そういうわけで、多くの人が四十歳になっても五十歳になっても、本当は手放したほうがずっと楽に生きられる鎧を、身にまとい続けています。何度も同じような対人関係のトラブルに巻き込まれて嫌な思いをしたり、いつも同じ不快な感情に悩まされたりする原因はこの鎧にあります。本当はあなたにとって必要のない思い込みがそうさせているのです。「分かっちゃいるけどやめられない」ということがあるときも、この旧脳の働きが変化することを妨げています。

しかし、あなたが今何歳であっても、この鎧を手放すことは可能です。鎧は結局のところ、からだと心の緊張です。和みのヨーガでは、からだと心の声に耳を傾けながら、緊張の鎧を手放すということを行っているのです。

私は、からだと心を同時にゆるめて解放したあと、わずか二十分くらいお話ししただけで、まるで別人のように変わった人をたくさん見てきました。からだと心の両方を自分の手でほぐして、心から安心しきった状態になると、起こった事柄や自分の正当性ではなく、素直に「どう感じるのか」という気持ちを語ることができるようになります。そこで色々な問いかけをしていくと、その気持ちを生み出している原因は、自分の中にある観念や思い込みだと気づくことができます。そのとき、その考えは、どうやら親や教師、社会から「疑いもなく」もらってきたものであることに気がつくのです。

するとと自然と「この考えを手放しても自分は大丈夫」と思えるようになります。心身がほぐれて心の底から「安心な状態」にあると、本来の自分の視点で落ち着いて物事を見ることができるからです。他人に思い込まされた自分ではなく、ありのままの自分、本当の自分自身を取り戻すことができるので、素直な気持ちで行動を起こしたり、人とかかわったりするようになっていきます。

安心時間を作るための手当法

日常的にからだと心をほぐして安心な状態になる機会を持つようにすると、心身が「ゆるむ」ということを覚えます。緊張やコリがなくなり、安心感に包まれている時間が増え、戦闘態勢になる時間が減るので、心にもからだにも余裕が出てきます。

ぜひ、からだと心をゆるめる大切さに気づき、日常の中に「安心時間」を作ってみてください。からだを芯からじっくりほぐして心の底から落ち着ける時間です。和みのヨーガの教室に来ていただければ、まさに「安心時間」を体験していただけるのですが、二時間も時間を取るのが無理という方は、一日五分間、からだの色々な部分に意識を向けながら手当てしてみてください。たったそれだけでも思いがけない変化があることでしょう。

では、毎日簡単にできる緊張を手放すための手当法をご紹介しましょう。私たちは日々、色々な人と触れ合い、さまざまなことを経験します。それは、あなたの感情を大きく揺さぶったり、幼いころからの緊張や思い込みをさらに強化したりする出来事かもしれません。毎日「安心時間」を作るということは、一日の体験をリセットするという目的もありますので、夜、寝る前に、緊張をほぐす時間を作るとよいでしょう。

●凝り固まった頭をほぐす手当て

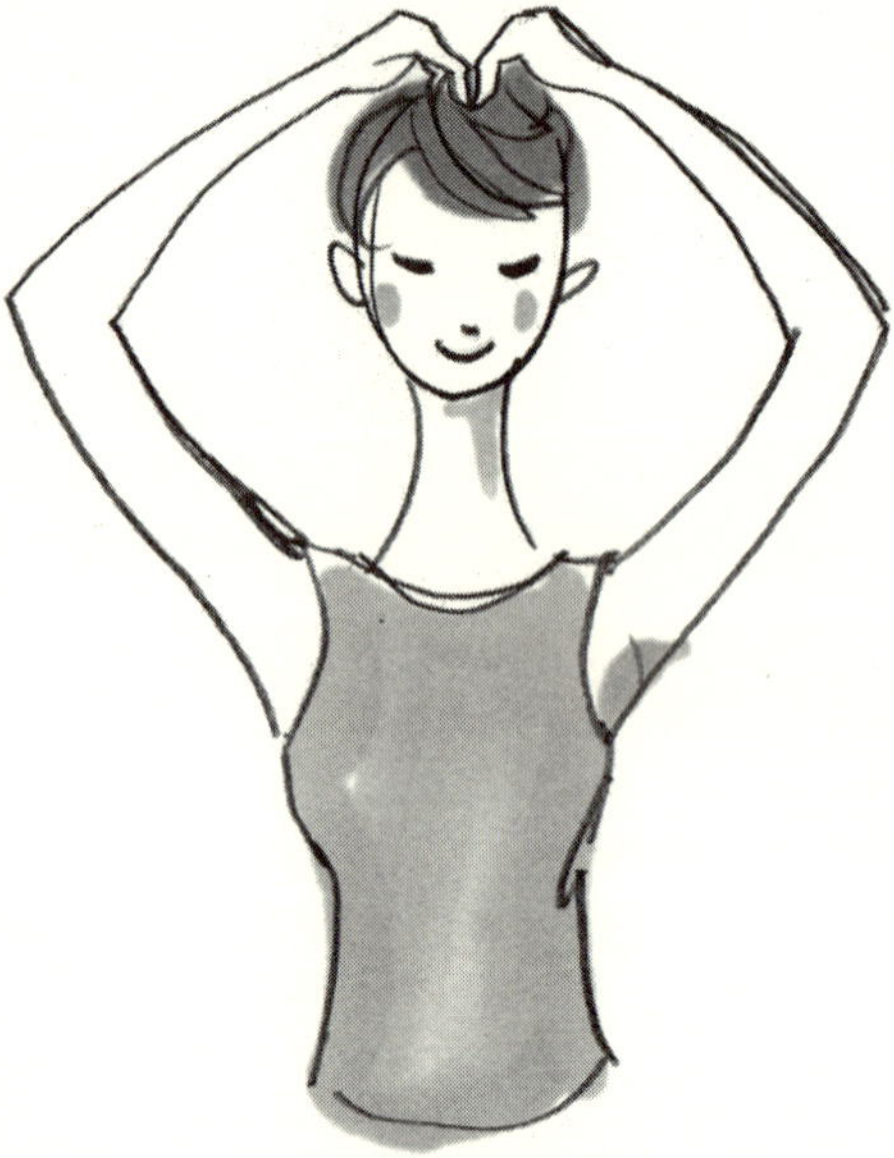

まず、頭のてっぺんの百会《ひゃくえ》と呼ばれるところを、息を吐きながら両方の手で、何度かゆっくり押します。次に、圧を入れたまま頭蓋骨の割れ目を指で開くようなイメージで、左右にグーッと押し開いていきます。これを何度か繰り返します。

百会のあたりが柔らかくなっていて、手がズブズブっと入っていくようだと「ストレスがかかっていますよ」というお知らせです。気づかないうちに、自分を追いつめてしまっていることはないか、やりたくないと思いながらやっていることはないか、気づいてみてください。

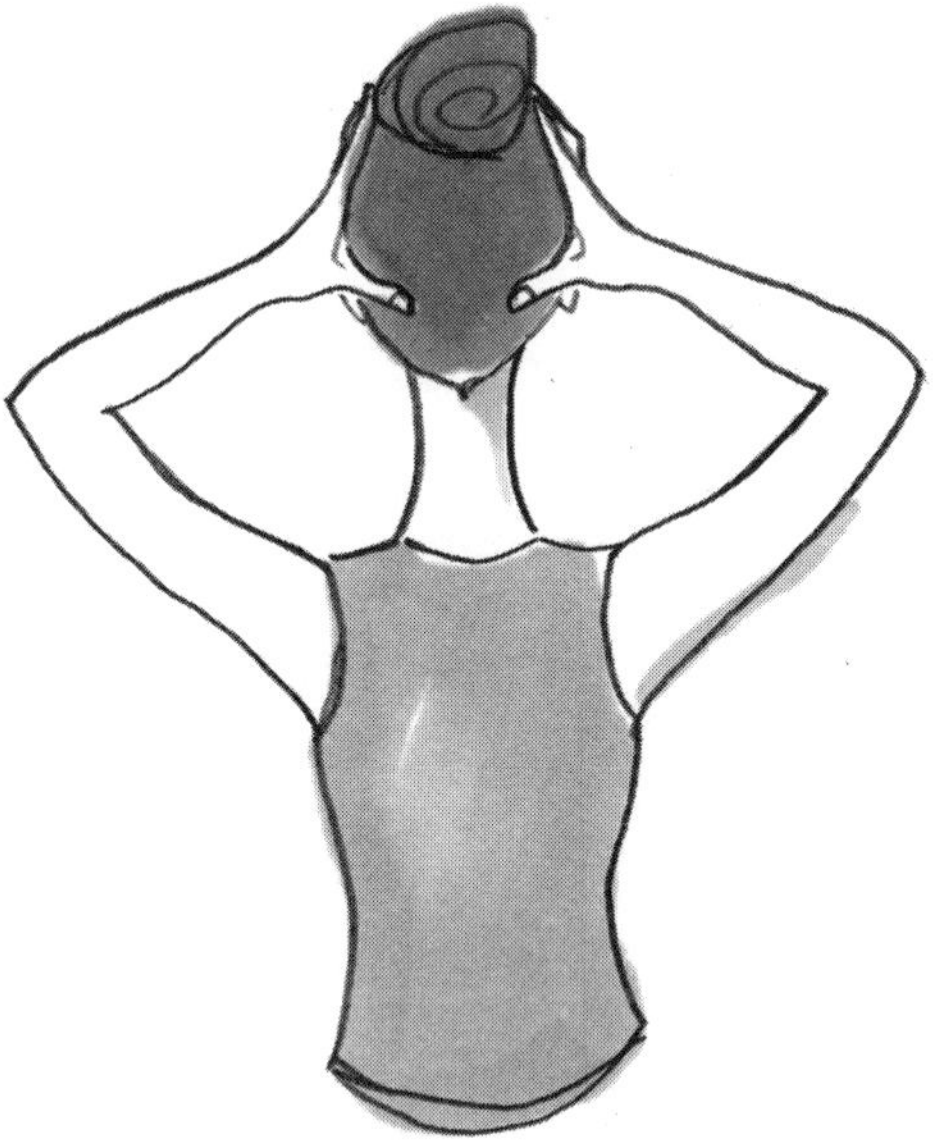

次に、首の後ろ側にある盆の窪の両隣を、親指でぐりぐりと押します。
何度か繰り返してコリをほぐします。

起こった出来事について考え過ぎて、思考が堂々巡りをしていると、考え過ぎのコリが盆の窪の両隣につきます。コリがつくと血の巡りが悪くなって頭に血が回らなくなります。そうなると問題を解決するためのアイデアなど、浮かびようがありません。集中力もなくなり、日常的な仕事も滞ってしまうでしょう。

頭を手当てすることで、ストレスの状態をチェックし、考え過ぎの頭をほぐすことができます。戦闘態勢を解除するための、最初の一歩です。またここをゆるめると寝つきも良くなります。

●疲れをリセットするための手当て

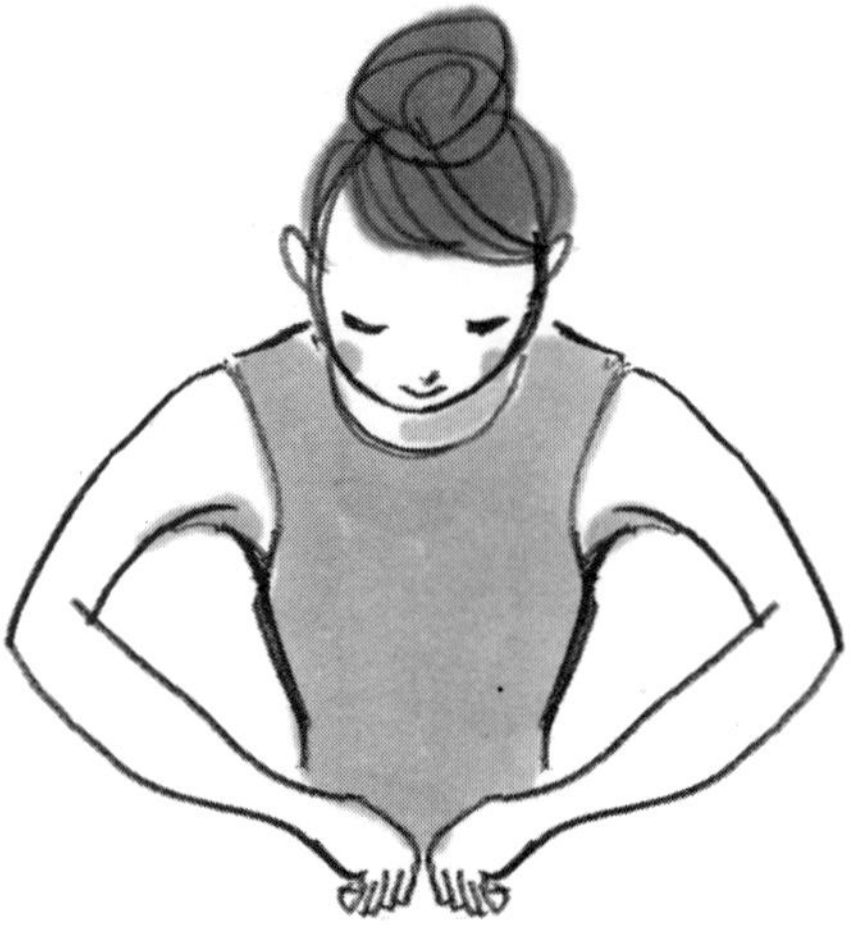

親指を手のひらの中に入れてこぶしを作り、そのままこぶしを胸の前でくっつけて肘を張り、肩を丸めて肩甲骨をグーっと伸ばします。
今度はそのまま、こぶしが肩の両脇に来るように胸を開き、肩甲骨をギューッと縮めます。
次に、腕を曲げて指先を肩にあてたまま、肩をぐるぐると回します。
反対側にもぐるぐると回します。

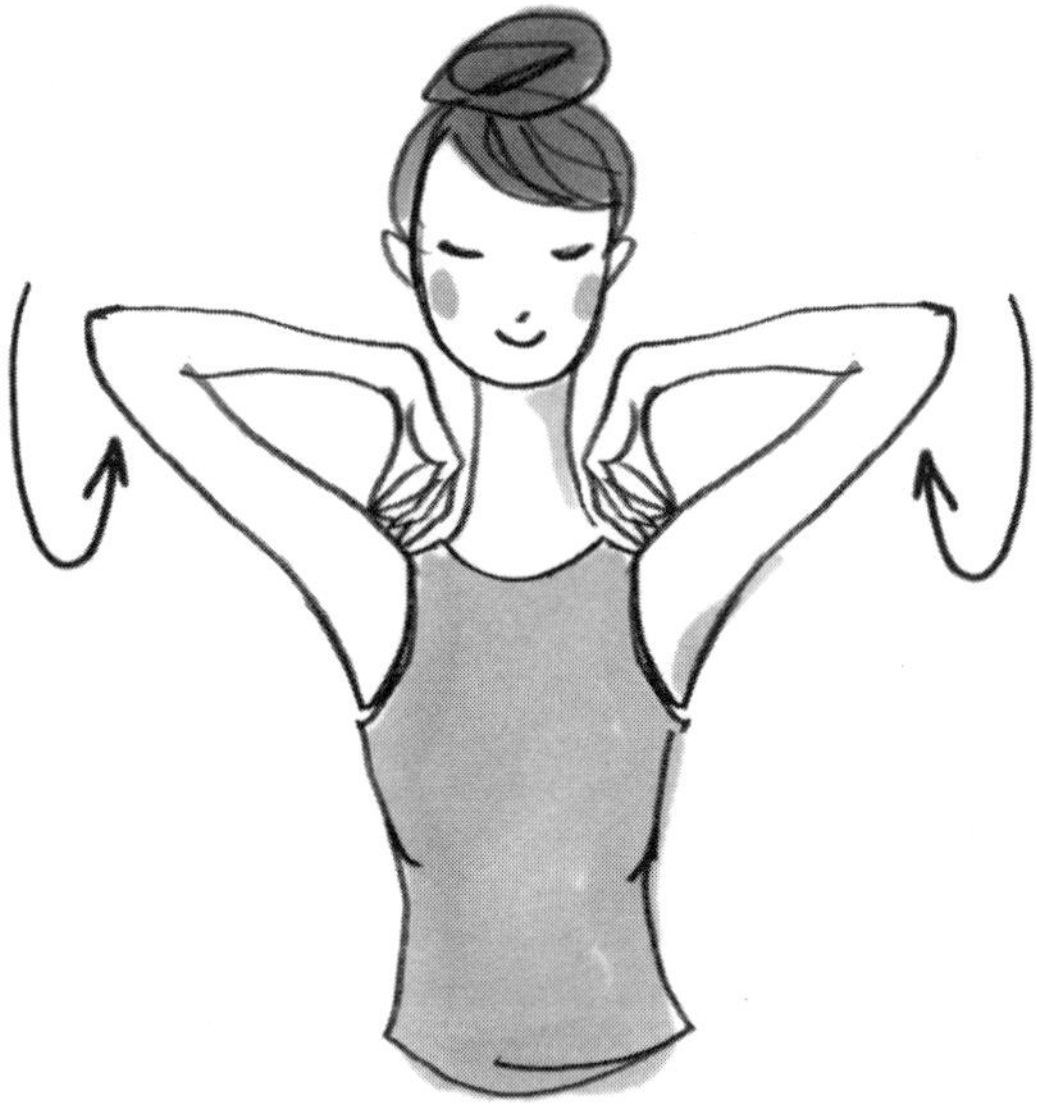

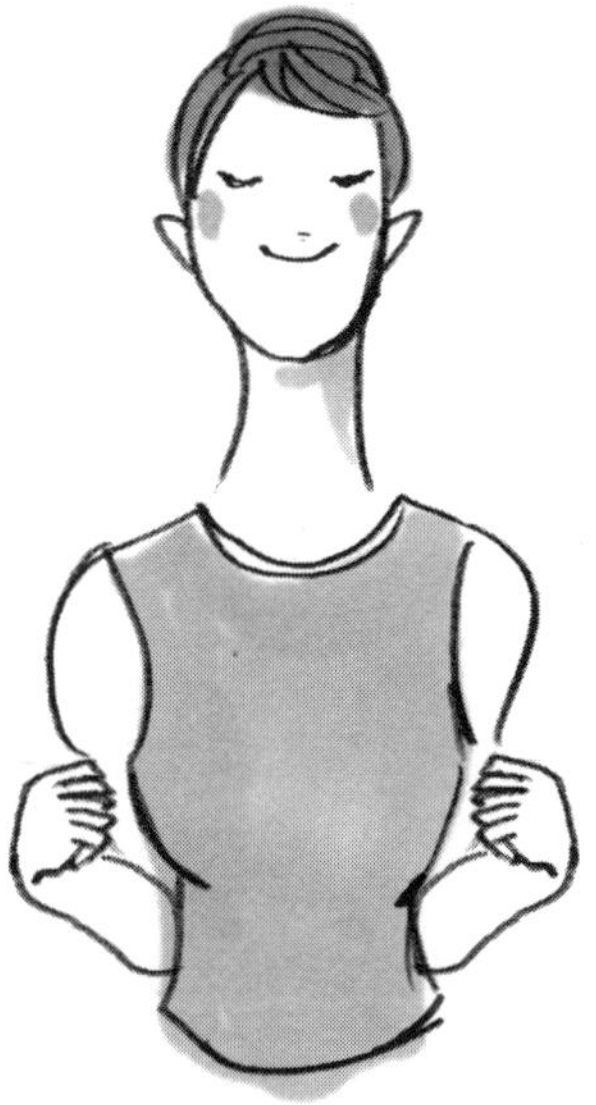

前に回すときは、肘が前でつくように
してください。
最後に、腕の付け根を
ぐりぐりと押してほぐします。
反対の腕の付け根もほぐします。

ストレスによるほとんどすべての緊張は肩甲骨のまわりにつくといわれています。誰かと自分を比べて、「肩身が狭い」思いをしたり、人と競争しながらがんばったりしていると、肩甲骨のあたりがカチカチになってしまいます。また腕の付け根に気配りのコリをつけたままだと、気を張る必要がないプライベートの時間でも心が緊張したままになります。そうすると、コントロールできない感情が顔を出してきたりしますので、「安心時間」の中で肩と腕の付け根をしっかりほぐしておきましょう。

寝る前にこの手当てをすると、修復力の高い睡眠が訪れるので、その日の疲れを翌日に持ち越さなくてすみます。

●脳をリラックスさせる手当て

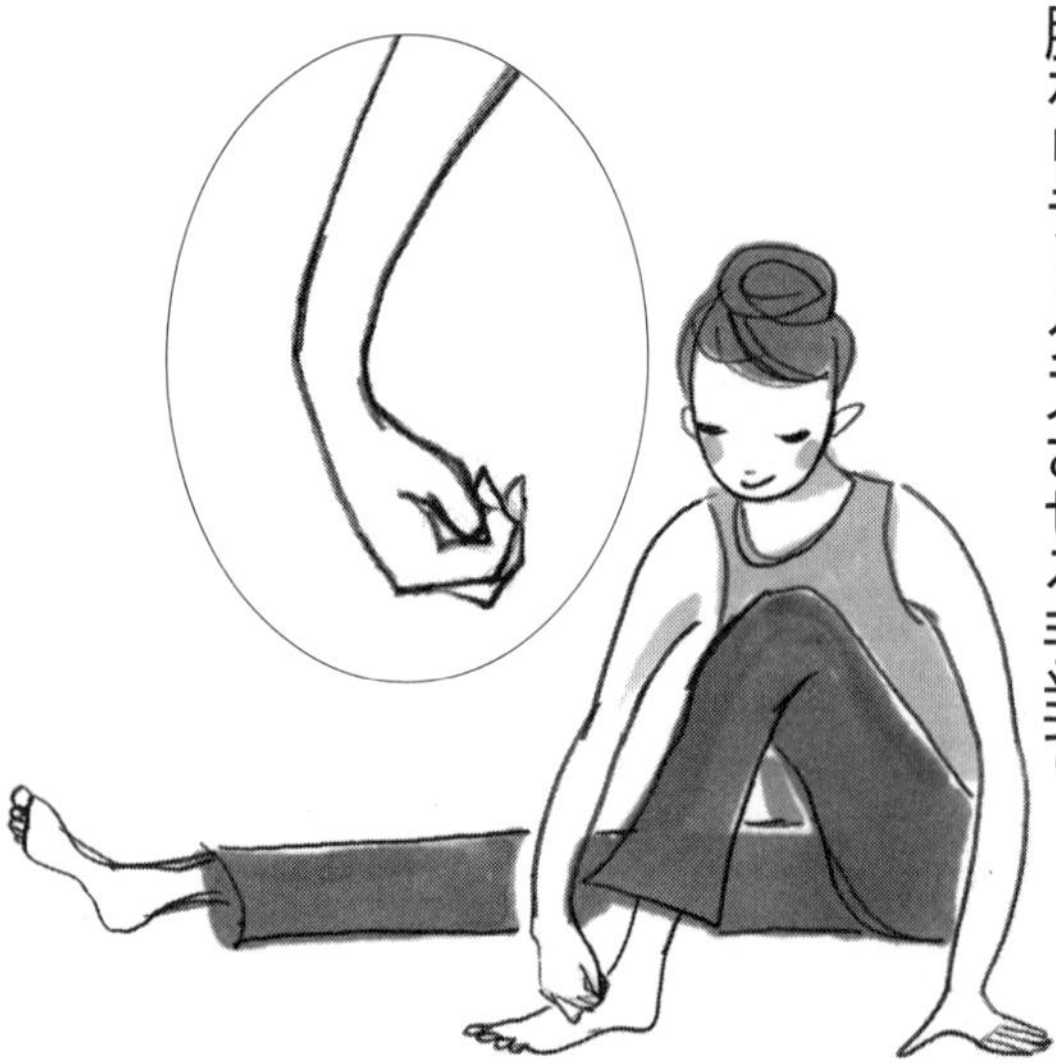

まず、右手でこぶしを作ります。曲げた中指を少し上に出して、角のような形を作ります。

そのこぶしを左足の甲に当てて、ゴシゴシと角マッサージをします。

次に、左手でこぶしを作り、同じように中指を上に出して角を作り、右足の甲に当てて角マッサージをします。

からだがずっと緊張状態にあると、家に帰ってゆっくりしようと思ってもなかなか切り替えができません。足の甲を角マッサージでほぐすと、脳に「戦闘態勢はもう終わり」と伝えることができます。頭にエネルギーが偏《かたよ》り過ぎているときは、その真逆の足を手当てすることで、偏りがなくなります。

また、右足は左手で、左足は右手で行うと、右脳と左脳のどちらかに偏って流れていたエネルギーを統合することができます。心地よいエネルギーの流れを全身に届けることになりますので、からだもポカポカと温まってきて、リラックスした状態になります。

毎日五分間とって、このような手当てをすると、からだと心が「安心」できるようになります。その結果、長年とらわれてきた思い込みや、ずっと目をそらしてきたトラウマに気づくことができるのです。たとえば、からだに触れながら、

「あぁ、ここが固くなっている。そういえばあの出来事があったとき、緊張していた

な。本当はそのときこんな気持ちがあったんだ。こんなふうに思われたかったんだな……」

と、ぼんやり思いを巡らせるだけで、その気持ちの原因にふっと気づくことがあるのです。そして、とても自然になんの苦もなく、思い込みやトラウマを手放し、本来の自分自身に戻ります。

ご紹介したもの以外の手当法も試してみたい方は、拙著『和風ヨーガ』（講談社＋α新書）でさまざまな手当法を紹介していますので、ご参考になさってください。あなたに合った手当法を組み合わせて、あなたなりの「安心時間」を過ごしていただければと思います。

「安心時間」で、からだと心の両方をほぐし、緊張を手放していくということを続けていると、さまざまな気づきが生まれる中で、想像もしなかったような変化が起こってくることでしょう。

第3章

心とからだが整うと見えてくるもの

自然と起こる変化

和みのヨーガの教室には、このような声が届きます。

「ずっと正座ができなかったのに、できるようになりました」
「イライラすることが少なくなって、まわりに優しくできるようになったんです」
「夫婦仲が良くなり、反抗していた子どもが素直になってきました」
「折り合いが悪かった姑と、うまくいくようになりました」
「お医者様に回復の見込みがないと言われていた症状が、改善しました」
「異性と接すること自体が苦手だったのですが、恋人ができたんです」

自分の手でからだを手当てし、気づきを得るだけで、驚くような変化が起こっています。その変化の様子を見させていただくのが、私にとっては何よりもうれしいことです。

また、和みのヨーガは、学文社の通信講座になっています。その受講者の方々からも変化の知らせが届きます。最初は、自分や家族の慢性的な頭痛や腰痛がなくなったなど、からだの変化についてのことが多いですが、そのうち「不安を感じたり、怒ったりすることがなくなってきた」、「家族がとても仲良くなった」という、心の変化についても知らせてくれるようになります。講座の最後のほうになってくると、「自分がやりたいことをしてもいいのだと思えるようになってきました」という報告をいただいたりします。実際に教室に来ることができない方でも、自宅で「安心時間」を作って自分自身の力でからだや心の緊張を手放すだけで、自然と変化は起こってくるのです。

起こった変化について「自分にとってはまるで奇跡のようだ」と言う方がいます。けれど、そこに行き着くまでの過程はとても自然で、実は当たり前のことが起こっているだけなのです。からだにとっても、心にとっても、心地の良いことを続けるだけで起こる自然な結果なのです。その変化があまりにも自然なので、問題があったころのことをすぐには思い出せない人もいるほどです。それこそが本当の意味で「ありのままの自分」に戻り、本来の自分自身を生きはじめたということなのだと思います。

多くの人がその過程で「自然の法則」に気づいていきます。人類の叡智として昔から伝えられてきた、単純明快な法則です。この法則に焦点を合わせたうえで目の前で起こることに向き合っていくと、問題だと思っていたさまざまなことが解決していきます。それは、問題の本質に気づくことができるからです。また、生活の中で法則を実感できるようになると、それを活用しながら生きるための智恵を身につけていくことができます。

これからその「自然の法則」についてお伝えしていきますが、みなさんの中には「これはまさに自分が言いたかったことと同じだ」と思われる方がいらっしゃるかもしれません。とくに自分自身を生きはじめている方は、そう思われることでしょう。そうでない方は、ぜひここで自分自身の中にある「自然の法則」を思い出し、ご自身の言葉にしていくという作業をしてみてください。

すべてのことには両面がある

私がお伝えしたい「自然の法則」は三つあります。

ひとつ目は、「すべてのことには両面がある」ということです。この世の中に存在するすべてのものは、相反するように見える二つのもので成り立っています。例えば、光と闇、表と裏、男性と女性など、あらゆるものは片方だけでは存在することができません。物事や出来事も同じです。ひとつの面だけを見て、「絶対これしかない」と思っても、それとは対極の面が必ず存在します。そして、一方があるのは、もう片方を知るためなのです。

私たちはたいてい、片方の面だけを見て「良い」「悪い」と判断して一方のことだけを求め、そのために悩んだり苦しんだりしています。でもからだと心の緊張を手放すと、片方からだけの視点がただの思い込みだと気づき、両面を同時に見ることができるようになります。

本当の意味でそれに「気づく」ことは、ただ「知識として知っている」または、

「聞いたことがある」ということとは大きな隔たりがあります。自分で気づいて心の底から納得すると、行動が変わります。気づく前と後ではまったく違う人だと感じられるほどに変化するのです。

ではまず、今あなたが持っている視点について考えてみましょう。

ここに半分の水が入ったコップがあります。あなたはこの状態をどう思いますか？

A　半分しか水が入っていない、と思う。

B　半分も水が入っている、と思う。

Aと答えた人は、物事のネガティブな部分に注目する傾向があります。そういう視点を持っていたほうが、リスク管理ができて安全だといえるでしょう。しかし、まだ起こってもいないネガティブなことをいつも考えることになるので筋肉は緊張を強いられますし、さらにその緊張から生まれる「未来を不安に思う感情」に振り回されてしまうことになります。

Bと答えた人は、物事のポジティブな部分を見る傾向があります。そのほうが楽しく、前向きでいられるかもしれません。けれど、物事が順調に進んでいるときはリラックスしていられますが、緊急事態や極度の緊張状態に対処できなかったり、挫折に弱かったりします。良いときと悪いときとの差が激しく、躁鬱の感情に振り回されてしまうことになります。

このA、Bの診断はだいたい想像がつきますね。もしも、あなたの中に、「いつもポジティブでいなければならない」「ネガティブではいけない」という思い込みがあれば、ここではずしておいてください。

実は、もうひとつの見方があります。

C　ここに半分の水が入ったコップがある、と思う。

これは、実際に起こっているありのままの現象を、主観を交えず客観的にとらえる見方です。私たちは、そのときの気分で、その現象のポジディブな面だけを見たり、ネガティブな面だけを見たりしていますが、片方の面しか見ていなかったことに気がつくと、客観的にそのままの出来事を見ることができるのです。ポジティブとネガティブのどちらかだけを見るのではなく、両方を同時に見る目を持つと、自分の中にある思い込みを手放すことができます。ただ「コップに水が半分入っている。ではその水をどう使っていこうか」と、冷静に考えることができるのです。

「すべてのことには両面がある」という法則に気づき、両面を同時に見る智恵を持つと、心の均衡がとれて、必要以上に緊張することなく素直な気持ちで目の前の世界をありのままに受け止めることができてきます。何が起こっても「すべてのことには両面がある」と分かっているので、どちらか一方に偏った気持ちを持つことが少なくなります。たとえ、一方に偏ったとしてもすぐにもとに戻ることができるのです。

「安心時間」の中でからだの手当てをしているとき、一日の出来事をゆっくり振り返ってみてください。からだと心がほぐれて安心している状態でひとつの出来事を見つめていると、両面あるものの片方だけしか見ていなかったことに気づくでしょう。両面を同時に見ることができるようになると、偏ったものの見方をしていたときに生まれたつらい感情が薄れていくのが分かります。そして自分の中にある思い込みに気づくことができ、その気づきは心に安定感をもたらすのです。

第三の視点を持つ

思い込みは、どうやら偏ったものの見方と関係していることが分かっていただけたかと思います。その思い込みはときに、争いや対立、不和といった人間関係の悩みの原因となります。誰かと対立関係におちいるのは、自分の中にある「正義」と相手の中にある「正義」が違ったときです。誰もが「正しくあること」にかなりのエネルギーを使ってへとへとになっているように思えます。自分の正義に合うように人を変えたいと思うところから、対立はやってきます。偏ったものの見方から生まれた対立が、なかなか解決できない問題となってしまうことは多々あるのではないでしょうか。

私は企業研修の講師も務めており、参加者が実際に仕事で抱えている問題をその場で解決していくというかなり変わった研修を実施しています。参加者の方々のお話を聞くと、物事の片方の面だけを見ているために、職場での人間関係が難しくなっていることが多いと感じます。

研修では、「和みのヨーガ」のエッセンスを取り入れており、まずはからだについたバリヤーをはずす手当法を行って、ユーモアを交えながらリラックスできる空間を作ります。そのうえで、さまざまな視点を持つことの大切さをお伝えしながら、思い込みに気づいて、それを手放していきます。手放す方法としておすすめしたいのは、第三の視点を持つための「主語の書き換え」です。

すべてのことには両面があり、対立する二人は、その両面を真反対から見ているようなものだと思ってください。よく「相手の立場に立ってものを考えなさい」といわれますが、相手の立場に立つとは、真反対ではどんなものが見えているのかと考えることになります。対立するときは、「こちらは正しく、相手が間違っている」と思っています。そのとき、相手は「自分が正しくてあなたが間違っている」とあなたと真逆のことを思っています。争いごとに、両方の立場の分かる第三者が入ると、うまく解決することがあります。その第三者のようにちょっと離れたところから、二つの立場を同時に見る目を自分の中に持つと、色々なことに気づくようになります。私の視点と相手の視点を超えた第三の視点を持つのです。

誰かと対立してしまったときは、次の書き換えシートを使って主語を書き換えてみてください。ただ頭で考えるより、紙に書くほうがよいでしょう。紙に書くと、より客観性を持つことができ、そこから生まれた気づきを深く心に落とし込むことができます。

●書き換えシート

1	私の視点	○○さんが、私を（　　　　　）している
2	相手の視点	私が、○○さんを（　　　　　）している
3	第三の視点	私が、私を（　　　　　）している

では、以下のような状況での主語の書き換えの例を見てみましょう。（　　）の中には同じ内容の文章が入ります。

Aさんは、上司のBさんが自分を認めてくれないことが気に入りません。Aさんが新しい方法を提案しても、Bさんは「リスクが大き過ぎる。経験の浅いAくんには分からない」と言うのです。Aさんは「Bさんは古臭い考えに縛られていて新しいことにチャレンジする勇気がない」と腹が立って仕方がありません。怒っているAさんに、単純に主語の書き換えをしてもらいました。

1　私の視点　上司のBさんが私を（認めていない）

次に相手の視点を書いてもらいます。

2　相手の視点　私が上司のBさんを（認めていない）

このように書いてみて、Aさんは、はじめて自分がBさんのことを古臭いと思って、認めていないことに気がつきました。さらに主語を書き換えてもらいました。

3　第三の視点　私が私を（認めていない）

こう書いてみて、Aさんは、なぜ自分が腹を立てているのかが分かってきました。実は自分にもいくらかの不安があったのです。その不安を上司のBさんが指摘したので、感情が刺激されたのだということに気づきました。Aさんには、確固たる自信がなかったのです。つまり自分で自分をしっかり認めていなかったのです。

Aさんは、あらためてBさんが経験豊かな上司であるということを認めて、もう一度Bさんの意見を真剣に聞きました。そしてBさんは自分を認めていなかったのではなくて、上司のBさんの中にも新しいことをしたいけれども不安があるということを知りました。Aさんが自分の中の不安を認めたことで、二人でリスクを少なくするためにはどうしたらいいのかを一緒に考えることができたのです。

相手に対する怒りでからだが緊張し、心がかたくなになっている状態だと、相手の立場に立つ余裕はなくなってしまいます。そんなときは「安心時間」の中で、からだと心をゆるめてから、この「主語の書き換え」をしてみてください。

一方に固執してしまう観念を持っていたとしても、緊張を解いて二極性を超えた視点（第三の視点）を持つことができると、心にゆとりが出てきます。そして、あらゆる場面で顔を出してくる思い込みをすんなりと手放せるようになります。「あれか」「これか」の二極性を前提に対立するのではなく、第三の創造的な道を模索し、選択することができるようになるのです。

以前、研修の参加者の中に「仕事をしない部下をなんとかしたい」と切羽つまっていた方がいましたが、研修に参加してから一ヵ月後に、驚くような変化があったことを報告してくださいました。両面から物事を見る視点を得たうえで、部下と接していくと、なんとその部下が「なくてはならない片腕」になってきたそうです。第三の視点を持つだけで、このような大きな変化が起こるのです。

自分の中の二極性に気づく

相反するように見えるものは、あなたの中にもあります。あなたの短所と長所です。すべての短所が長所に繋がるということは、もうお気づきの方も多いと思います。あるひとつの特徴をネガティブに見ているか、ポジティブに見ているかというだけのことです。

自分は「おっちょこちょいだ」と思っている人は、「すぐ行動に移す力がある」というもう片方の面を見てください。まわりから「頑固だ」と言われる人は、「信念を貫くことができる」というもう一方の側面を持っています。また逆に「自分は話が上手だ」と思っている人は、「人の話を聞けない」と思われているかもしれません。

自分の特徴には両面があるということを本当の意味で理解できていると、他人の評価に対して「批判されている」と思わなくなります。すべてが気づきを与えてくれる助言だと思えるようになります。「あぁ、この人は、こちら側が見えているんだなぁ……」と思うだけです。自分のあらゆる特徴が短所にも長所にもなると分かるので、自分をむやみに責めて落ち込んだり、天狗になったりすることもなくなります。

他人に対しても同じです。誰かの「ここが嫌だな」と思っても、その対極には長所があるのです。同様に「あの人のここが素晴らしい！」と思っても、それと対になる短所があります。そのことに気づいていると、自分を過小評価して相手に依存したり、相手を必要以上に評価して、あとで反発したりするようなこともなくなります。無用な感情に振り回されることがなくなるのです。「あの人ってこうなんだ」と思ったとき、すぐにレッテルを張るのではなくて、それが良いことでも悪いことでも、どんな真逆の側面があるのか考えてみてください。それがあなたの思い込みをはずすきっかけとなっていきます。

最初は、自分や他人の特徴の両面を見るのは難しいかもしれませんが、からだと心の緊張がなくなってくると、だんだんと視点が変わっていきます。Sさん（三十代・女性）は、和みのヨーガの教室に何回か通ううちに、手当法を覚えて自宅でも寝る前に手当てをするようになったそうです。「とくにからだが疲れたり、精神的につらいことがあったりしたときは、必ず手当てしてから寝ます」と話してくれました。

今まで彼女は目標志向で、自分にないものや足りないものを身につけようとずっとがんばってきたそうです。それがうまくいっているときは、とても充実していたそうですが、「ダメだ…」と思うと劣等感でいっぱいになり、つらくて眠れなくなることもあったそうです。その彼女が、こんな話を聞かせてくれました。

今思えば、自分ではない何者かになろうとしていたんだなぁと思います。自分がなりたいと思っている存在の人と自分とを比較して落ち込んだりしていました。

でも、手当てをする習慣を持つようになって、自分が何にとらわれているかを客観的に見ることができるようになったと思います。そもそも「目指していた自分像」が思い込みで、そこに行き着くまでのプロセスも、行き着くこと自体も、自分にとって心から楽しいものではなかったように思います。たぶん、人に評価されることを重視していたのかなと……。

「あ、これは本当になりたい自分じゃないんだ」と気づくと、ありのままの自分が見えてきて、「短所」や「足りない部分」だと思い込んでいたことは、自分の長所や持って生まれた感性を、ネガティブな方向から見ただけのものだと納得できました。人から長所をほめられたときには、うれしいけれどあまり納得できず、いつも謙遜していましたが、最近は自分のいいところは自分が一番分かっていると思うようになりました。手当法なしではこんな変化はなかっただろうなと思います。

かつて彼女は、「自分ががんばっているんだから、相手も努力すべき」と思うことがあったそうですが、今は受け止め方が変わってきたと話してくれました。嫌な気持ちになったり、傷ついたりすることがなくなったわけではないけれど、そのような感情はすぐに自然と消えていくようになったそうです。

からだを手当てする習慣が身について、第三の視点で自分や他人を見ることができるようになると、三つの変化が起こります。

1　自分を人と比較しなくなる
2　人を変えようとしなくなる
3　目の前の状況を、偏った見方で判断することがなくなる

この三つのことができるようになると、ほとんどのストレスの原因を手放すことができます。これは自分自身を手当てするだけで起こる変化です。Sさんのような経験をなさった方はたくさんいらっしゃいますが、このようなお話を聞くたびに、すべての問題の答えはその人の中にあると確信します。そしてまた、そのことに自ら気づいていくことのできる「安心時間」を持つことの大切さをしみじみと感じるのです。

自分や人の特徴には必ず両面があるのだと気づけば、「短所をなくして、長所を伸ばす」という、あり得ないことのためにエネルギーを使ってへとへとになることはな

くなります。「ここが悪い」「何かが足りない」と思うのではなく、「持っている資質をどう使っていこうか？」と考えることができるようになるからです。

誰もが自分だけの宝物を持っています。その宝物は光にも闇にもなります。光だけでも闇だけでもありません。相反する二つの面があるのです。大事なのは、その両面を同時に俯瞰して見ることです。状況に応じてどちらの面をどう使うかというだけのことなのです。

大切なのはバランス

物事は相反する二つの面があり、そのどちらかに偏ると自分で自分を苦しめる思い込みが生まれます。「すべてのことには両面がある」という法則に気づき、物事の両面を同時に見る第三の視点を持つと、その思い込みに気づくことができます。

そして、思い込みに気づくと、片方に固執する思いがなくなり、どうにもならなかった感情が自然と消えていくのです。相反する二つの側面が見えるので、そのどちらにも偏らない状態になり、バランスのとれた状態になるからです。それを経験すると、「大切なのはバランス」だと気づきます。これが、二つ目の自然の法則です。

すべてのことに両面があるということは、すべての物事は本来バランスがとれているということです。両方の視点を持っていればどちらかに偏ることなく、安定した状態で物事を受け止めることができます。これは自分の中で、考え方のバランスがとれている状態です。

反対に、思い込みにとらわれ、感情に振り回されているときは、大抵、物事の片方の面しか見えておらず、自分の中のバランスがくずれています。緊張の鎧をがっちりと身につけて、ひとつの考え方を大事に抱えてしまっているのです。「こう考えていれば安全」という思い込みが、「このような行動をとらなければならない」という考えを生み出しています。

からだと心をじっくりほぐし、ゆったりとした気持ちで物事を見ると、案外簡単にバランスはとれるものです。「安心時間」を生活の一部にできるようになれば、そのことを実感できるようになります。「安心時間」は、あなたを中心軸に戻し、安定したベースを作り、どんなことがあったとしても本来の自分に戻ることのできる場となるのです。

自分が振り回される感情とは

しかし、からだと心を緊張させたままの状態にしておくと、予期せぬ出来事や、過去にからだを緊張させたときと同じようなことが起こったとき、一気にバランスがくずれて、自分でも驚くほど感情が揺さぶられてしまうことがあります。

「あんなに怒るなんて、私はどうかしていた」
「なぜ、あそこまで緊張してしまったのか……」
「一度気持ちが落ちると、どんどん悲観的になってしまう……」

こんな声をよく聞きます。ほとんどの場合、これは自分を守るための緊張の鎧のせいで両面が見えず、バランスがくずれて感情に振り回されてしまっている状態です。

ここで、あなたが振り回されがちな感情を調べてみましょう。

こんな場面をイメージしてみてください。

あなたは、とても豪華な客船に乗っています。生まれてはじめての経験なので、うれしくてウキウキしています。甲板に出て身を乗り出し、思わず波の美しさに見入っていました。

そのとき、船がぐらりと大きく揺れ、気づくとあなたはすでに海の中でもがいていました。必死で泳ごうとしていると、誰かが引き上げて助けてくれました。甲板に引き上げられたあなたは最初にどんなことを感じるでしょう？　感じたことを言葉にしてみてください。それは次のどれに近いでしょうか？

A　身を乗り出さなければよかった

B　みんなに迷惑をかけてしまった

C　みっともないなぁ、恥ずかしいなぁ

D　安全管理ができていない船が悪い

E　命が助かってよかった

Aのように感じた人は「後悔」という感情に振り回されることが多いかもしれません。過去のことをいつまでも後悔していて「もし○○していなければ、もし○○していれば……」と思う傾向があります。

Bのように、まわりに迷惑をかけたことをまず気にするようなら、「罪悪感」をなかなか手放すことができないかもしれません。何かよくないことが起こると、すべて自分のせいにして罪悪感を抱く傾向があります。

Cのように思うとしたら、常に他人の目を気にしたり、まわりの人に合わせようとしたりすることに振り回されていないか考えてみてください。みんなと一緒でなければ批判されるという「恐れ」を持っているかもしれません。

Dのように感じたなら「怒り」の感情に左右されることが多いでしょう。何かが起こるのはまわりの人が「やるべきことをやっていないせいだ」と思うことはありませんか？　自分の正義の目でまわりを見て「許せない！」と思っていることがたくさんあるのではないでしょうか。

Eのように思う人は「今ここ」で起きていることを感じることができ、目の前の出来事に「感謝」できる人です。どんなことがあっても今の状況に素直に感謝できるので、心のバランスを取り戻しやすいでしょう。

いかがですか？　自分が振り回される感情が少し見えたのではないでしょうか？　同じ出来事に出会っても、人によって異なる感情が生まれてきます。それは「後悔」「罪悪感」「恐れ」「怒り」とさまざまですが、感情によっては、それに振り回されることで、自分自身がつらい思いをしてしまいます。

緊張の鎧を身につけている限り、この感情は繰り返し出てきます。旧脳は緊張の鎧を自分の生命を守るものとみなしており、その鎧が作られたときの感情をよく覚えています。そして事あるごとに、その感情を自動的に出してくるのです。これがいつも同じパターンで出てくる、あなたの「愛用の感情」となるのです。

このとき、過去の感情との繋がりが弱い新しい脳（大脳新皮質系）の意図は、ほとんど反映されません。知識はこの高次の脳に蓄えられるのですが、旧脳の自動操縦に切り替わっているときには、その力を発揮することはできないのです。どんなに素晴らしい知識を取り入れたとしても、とっさの感情を生み出すのは新しい脳ではなく、鎧を重要視している旧脳なのです。

応急処置の手当法で感情を手放す

旧脳が自動的に出してくる感情は頭で考えてもどうにもなりません。そんなときは、からだに働きかけるのが一番です。「愛用の感情」に振り回されているときは鎧が威力を発揮しているので、筋肉はいつも以上に緊張しています。そのこわばった筋肉に直接働きかけると、感情をうまくおさめることができます。とくに日常的に「安心時間」を持つようにして、からだと心をほぐす癖をつけていると、からだを手当てするだけで、どうにもならない感情が静まっていきます。では、その「応急処置」の手当法をご紹介しましょう。

私たちがとらわれやすい感情はたくさんありますが、中でも「怒り」という感情はそうとうやっかいなものです。カッとしてしまうことがあったら、次の手当てを試してみてください。

怒りを落ち着かせる手当て

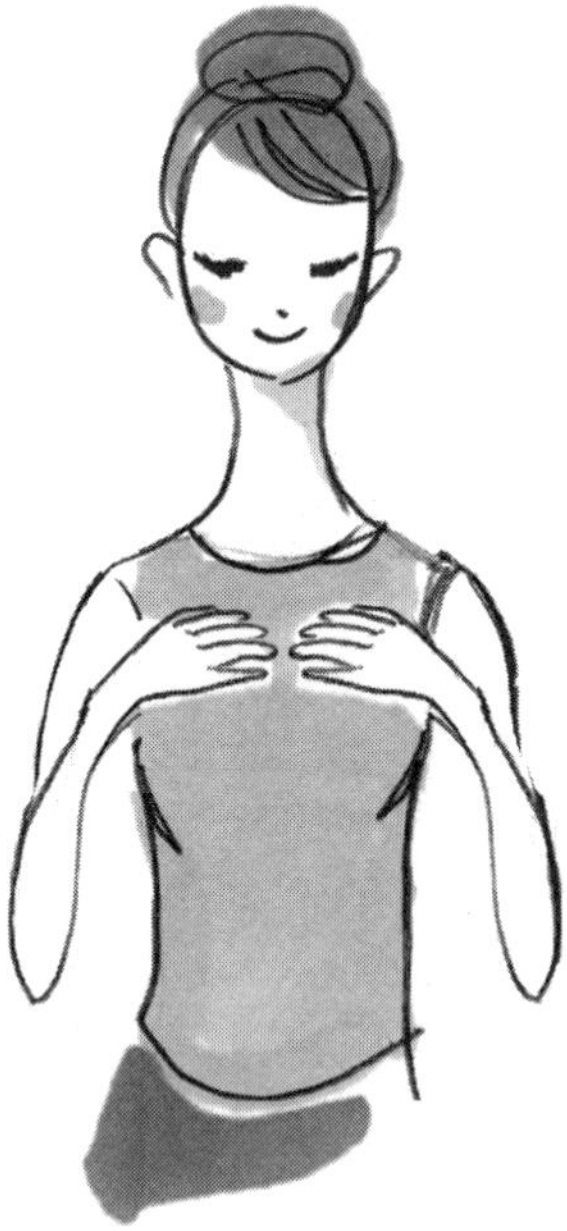

鎖骨の下のあたりを、両手の指先で軽くトントントントンとたたきます。ゆったりとした呼吸をしながら、何度か繰り返します。

鎖骨下には、経絡《けいらく》の流れを整え、からだの中を流れるエネルギーを調整するツボがあります。怒りは実際のところはただのエネルギーなので、それをうまく流してあげればよいのです。

会社員のMさん（四十代・男性）は、膨大な量の仕事をこなさなければならず、就業時間内に終わらなかった仕事を自宅に持ち帰っていたそうです。パソコンに向かって一生懸命仕事をしていると、そばで子どもたちがけんかをはじめてしまいました。最初は我慢していましたが、けんかはどんどんエスカレートしていきます。

「けんかするな！　何度言ったら分かるんだ！」

思わず手元にあったパソコンを振り上げて、投げつけようとしたそのとき、奥さんが後ろから胸をトントントントンとたたいたのです。Mさんの怒りはすーっと引いていき、冷静になったそうです。

「いや〜、先生の言っていたことは本当だったのですね。鎖骨下をトントンとたたかれると、気持ちが落ち着いたんですよ」と、ご本人も奥さんもびっくりしていました。

この手当ては、目の前の出来事だけではなく、思い出しただけで腹が立ってくるようなことにも効果があります。

イライラする感情も、じわじわと心に溜まって私たちを悩ませます。負の感情を溜め込んでしまわないために、「心が不安定になっているな」と思ったときは、次の手当てをしてみてください。

●負の感情を溜めない手当て

足を肩幅に開いて、肩の力を抜き、
手をだらりと伸ばします。

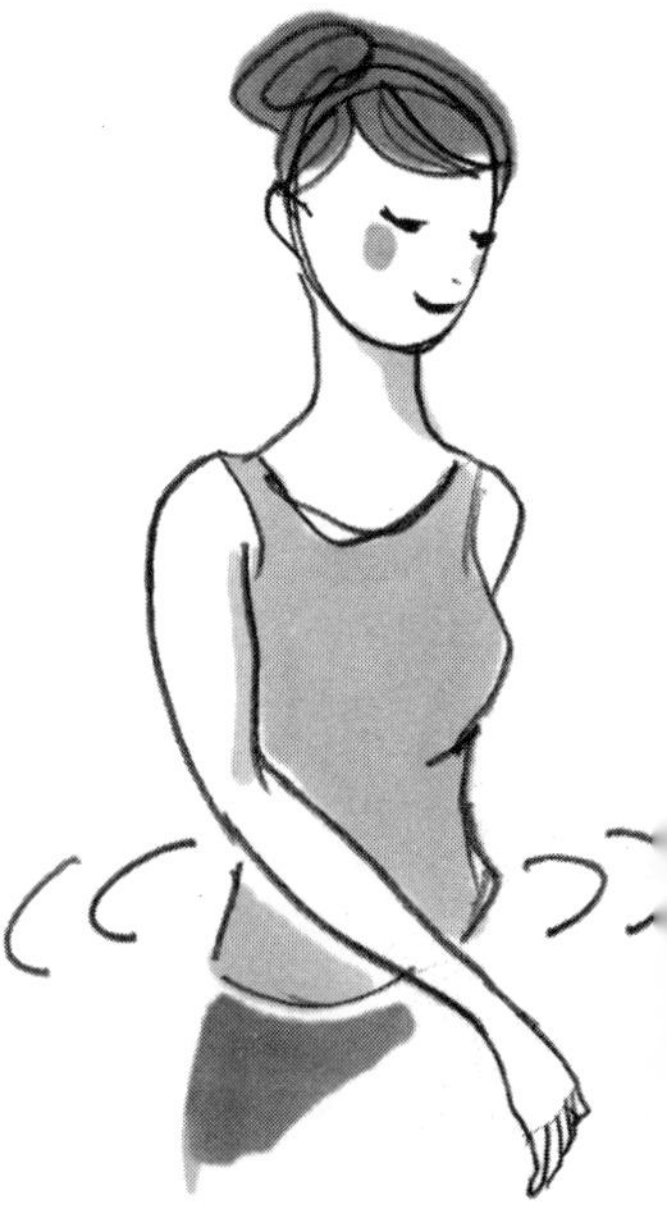

膝を少し曲げてゆるめ、
子どもがダダをこねるように
ひじをぶらぶらと揺らします。

これは、ダダこね体操（イライラ飛ばし）と呼んでいます。負の感情は肘に溜まります。イライラが溜まり過ぎると、肘の筋肉が固くなり、八つ当たりをしたくなってしまいます。ときどきこの手当てをして、過剰な緊張を手放してあげてください。

また、負の感情と腰痛とは密接な関係にあるといわれています。対人関係のストレスや抑圧された感情は背中を緊張させます。それにより背骨が圧縮されることになり、結果として腰に負担をかけることになります。自分が負の感情を持っていることにすら気づかないほど感情を押さえ込んでしまっていると、からだの一番弱い部分である腰にすべての緊張がかかり、ある日突然ぎっくり腰になってしまうこともあります。

両手をこすり合わせて温まった手で、腰をごしごしとさすって日常的にゆるめておくとよいでしょう。温まった手からはよい気が出ているので、より効果的です。

また腰に手を当てて、かかとをトントンと床に打ちつけるようにして歩くのもおすすめです。これは「乗馬歩き」と呼んでいますが、乗馬をしているときのような揺れが腰に入ることで、腰や背中の緊張がほぐれます。

焦りはどうでしょうか？　「焦ってはだめだ」と思えば思うほど、焦ってしまいますね。予想もしなかった突然の出来事に動揺してしまったときは、頭でぐるぐると考えるのではなく、次の手当てを試してみてください。

心の状態を整える手当て

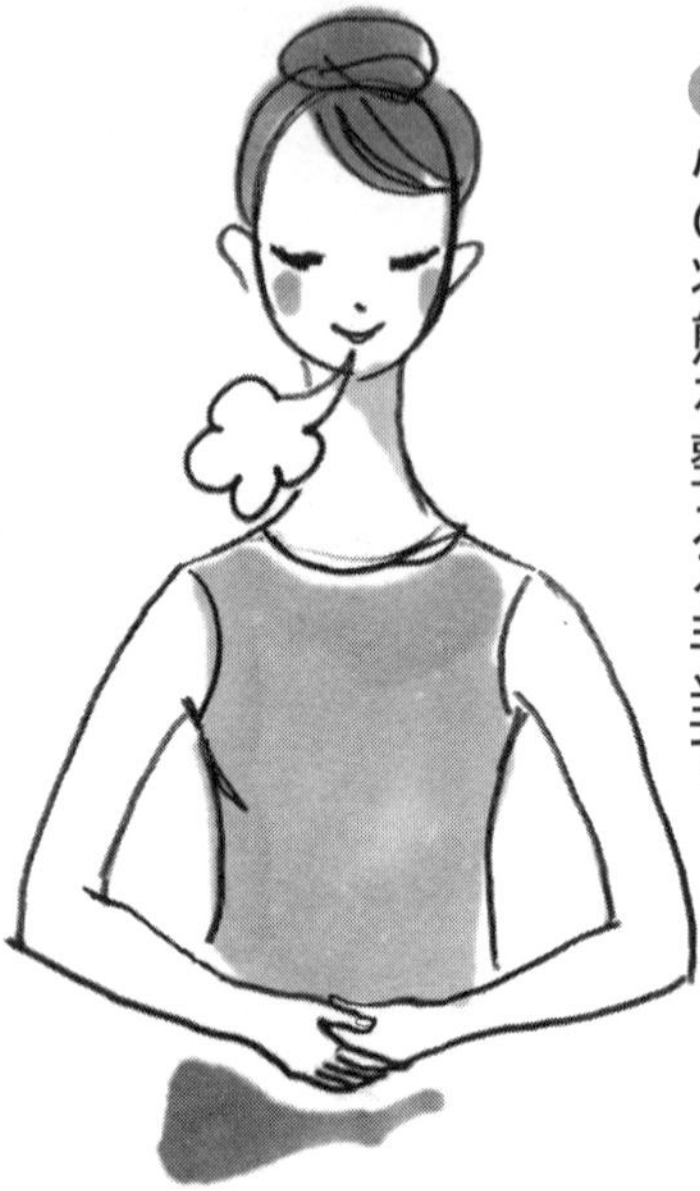

左手の合谷（親指と人差し指の間）に、
右手の親指を当て、
手を握りしめるようにして
息を吐きながらギューっと押さえます。
ゆったりとした呼吸をしながら、
何回か押さえます。

ここは血圧調整のツボです。血圧を調整することによって心の緊張がほぐれます。頭にカーッと血が上っているときは、すーっと冷静になりますし、とんでもない失敗をして血の気が引き、頭が真っ白になっているときは血の気が戻ってきます。

東日本大震災が起こった二〇一一年三月十一日、私は大きなガラス張りのセミナールームで企業研修を実施していました。参加者の中には、数人の女性もいました。大きな揺れがおさまり、机の下に隠れていた方々が椅子に戻ったので、研修を再開しようとしたのですが、ひとりの女性がガタガタ震えて泣き出しそうになっていました。私は右手の親指で彼女の左手の合谷を押さえて手をギュッと握りしめながら、左手で背中をゆっくりと撫でました。次第に落ち着きを取り戻した彼女は、「もう大丈夫です」とにっこり笑って、その後は落ち着いて研修に参加してくれました。

思いもよらない出来事が起こった場合、すぐに落ち着くのは難しいものです。この手当てを覚えておいて、何かが起こったときは自分やまわりの人にしてあげてください。動揺していた心が落ち着いて、冷静に最も適切な行動をとることができます。

ＯＬのＴさん（三十代・女性）は和みのヨーガを実践していて、日ごろから「安心時間」を持つように心がけていたそうです。彼女はこんな話をしてくれました。

会社で会議に出席していたとき、上司と同僚の意見が食い違って急に険悪な空気になったことがあったそうです。口論になったわけではありませんが、明らかにお互いが敵意をむき出しにしていました。Tさんはとくに意見を言ったり仲裁に入ったりする立場ではなかったにもかかわらず、二人が険悪になるにつれて心臓が痛いくらいバクバクとしてきました。「あっ、今こそ血圧調整のツボだ！」と思ってこの手当てをしたところ、すぐに心臓が落ち着いてきたそうです。

落ち着いてから「なぜこんなに心臓がバクバクしたんだろう」と考えていると、幼いころを思い出したそうです。

「小さいとき、家族同士でけんかしているところを見ることが多かったんです。そのたびにいつも緊張していました。考えてみれば大人になってからも、人が対立する場面ではいつも緊張して心臓がどきどきして、冷静に意見を言うことができていませんでした……」

このことがあって以来、Tさんはどんなときにどんな感情が自分の中に生まれるのかが、分かってきたそうです。

日常的な手当てや応急処置の手当てをしていると、感情が湧いてくる理由に気づくことがあります。筋肉がゆるむことを覚え、リラックスする状態が増えるからです。感情があふれ出すパターンや原因が分かってくると、ふいに出てくる自分の感情に自然と対処できるようになり、結果として感情に振り回されることがなくなっていきます。

手当てでからだをほぐすということは、思い込みとセットになっている緊張をゆるめたり、緊張のせいでからだの一ヶ所に集まってしまっているエネルギーを循環させたりするということです。これはからだのバランスを整える応急処置と言えるでしょう。からだのバランスが整えば、心の傾きに気づいてバランスを取り戻すのは難しいことではありません。その気づきを促し、心のバランスを整える簡単なツールをご紹介しましょう。

心を整えるバランスシート

ご紹介するツールは、学文社の通信講座の中でも使っている「心のバランスシート」というもので、本書の巻末にも綴じ込まれています。講座では、受講者の方に課題を提出していただき、お手紙交換のような形でそれを添削しています。最後の課題で使うのが、この「心のバランスシート」です。からだをゆるめてストレスやトラウマを解放し、からだのバランスを整えてきた受講者のみなさんが、最終的に心のバランスを整えるために使っているものです。

●心のバランスシート

腹が立つなど、あなたの感情が大きく動いたとき、次の事項を書き出します。

感情が動いた出来事：
相手に感じる気持ち「a」：
自分はどうしているか「b」：
※同じ状況下で自分だったらどうするか、自分は日ごろどうしているか。

次に、書き出した「a」と「b」を、以下の文章に当てはめます。

私は、「a」することが許せない。

私は、ひとは、「b」すべきだと思う。

だから私は、「b」している。

でも、私は自分が「b」することに傾き過ぎているので
真逆に傾いている相手の、「a」することに反応していることに気がついた。

私は、自分の中にある「a」的な部分を許していないので、
それを映し出している相手に気分を害されていたのである。

私は、自分に「a（=同じ要素のもう片方の側面）」することを許すことができる。

でも、だからと言って、わざわざ自分の美学に反する「a」とまったく同じことをする必要はない。「あっ、そうだったのか！」と気がつけばよい。

※aとbには、それぞれ同じ内容が入る。

では、次のような状況の記入例を見てみましょう。

あなたは会社で、次から次へと発生する仕事に忙しく対応しています。昼休みくら

いゆっくりお茶を飲んで一休みしたいのに、そんな暇はありません。それなのに、休み時間でもないのにお茶を飲みながら談笑している同僚がいます。あなたはそんな同僚に腹を立てています。

感情が動いた出来事：自分は仕事をがんばっているのに、同僚は怠けている。

相手に感じる気持ち「a」：怠けている。

自分はどうしているか「b」：がんばっている。

私は、「a 怠ける」ことが許せない。
私は、ひとは、「b がんばる」べきだと思う。
だから私は、「b がんばって」いる。
でも、私は自分が「b がんばる」ことに傾き過ぎているので
真逆に傾いている相手の、「a 怠ける」ことに反応していることに気がついた。

私は、自分の中にある「a怠ける」的な部分を許していないので、それを映し出している相手に気分を害されていたのである。
私は、自分に「a怠ける（＝休憩を取る＝ゆとりを持つ）」ことを許すことができる。
でも、だからと言って、わざわざ自分の美学に反する「a怠ける」とまったく同じことをする必要はない。「あっ、そうだったのか！」と気がつけばよい。

もうひとつ例を見てみましょう。あなたは、好きでもない人から何度も電話で食事に誘われて困っています。

感情が動いた出来事：好きでもない人から何度も食事に誘われて困っている。

相手に感じる気持ち「a」：相手のことを考えないでしつこい。

自分はどうしているか「b」：好きな人がいるけれど、相手は忙しいので、「食事に行きたい」と思っても電話して誘ったりせず、相手のことを考えて遠慮している。

私は、「a 相手のことを考えないでしつこくする」ことが許せない。

私は、ひとは、「b 相手のことを考えて遠慮する」べきだと思う。

だから私は、「b 相手のことを考えて遠慮して」いる。

でも、私は自分が「b 相手のことを考えて遠慮する」ことに傾き過ぎているので真逆に傾いている相手の、「a 相手のことを考えないでしつこくする」ことに反応していることに気がついた。

私は、自分の中にある「a 相手のことを考えないでしつこくする」的な部分を許していないので、それを映し出している相手に気分を害されていたのである。

私は、自分に「a 相手のことを考えないでしつこくする（＝自分の気持ちを大切にして素直に表現する）」ことを許すことができる。

でも、だからと言って、わざわざ自分の美学に反する「a 相手のことを考えないでしつこくする」とまったく同じことをする必要はない。

「あっ、そうだったのか！」と気がつけばよい。

例を参考に、あなたの感情が動いたときの出来事を、巻末付録のシートに当てはめて書いてみてください。心のバランスを取るのに役立つと思います。

バランスが整うと変化が起こる

誰かの言動によって感情を揺さぶられるときは、「あなたは反対側に傾いていますよ、もとに戻ってバランスを取りましょう」というお知らせです。

だからといって、その人と同じようにしましょうと言っているのではありません。まずは、そのことに気づいてください。そして、その人の行動と同じエッセンスで、あなたがポジティブだと思う側面を見て、自分が取り入れたいと思ったことを取り入れればいいのです。多くの場合、相手はかなりデフォルメ（または誇張）してやって見せてくれているので、「あんなみっともないことはしたくない」「そんなことしたいと思わない」と考えてしまいがちです。最初は、そこからよいエッセンスを取り入れることなんてできないと感じるかもしれません。

ただ、すべてのことには両面があるのです。自分の中に「～してはいけない」という思いがあるのは、あなたの中にあるその資質を活用していないということを示しています。相手の行動を別の視点から見て、自分に合った形でエッセンスを取り入れると、自分自身がとても楽になっていくとともに、どんどん自由になっていきます。その成功例として、こんなことがありました。

Oさん（三十代・女性）は、職場のお局さんにいじめられているということでした。お局さんは自分のやり方でやらないと気がすまない人だと知っているので、Oさんは何でもその人に聞いてからやっていたそうです。それなのにお局さんは気に入らなくて文句を言ってくるとのこと。バランスシートを使って、相手に感じる気持ちを書き出してもらいました。

相手に感じる気持ち「a」：わがまま。自分の思い通りにしたい。支配的。

次に、Oさん自身はどのように振る舞っているのかを聞くと、このような答えが返ってきました。

自分はどうしているか「b」：我慢している。相手の言う通りにしている。

すべてのことには両面あって、その相反するかに見える二つのことは、それぞれがバランスを取り合って存在しています。もしも自分自身が「我慢をする」ということに傾くと、目の前の人が真逆の「わがまま」になっていくということをお話ししました。するとOさんはハッとした表情で、これまでは「とにかく私さえ我慢すればいいと思っていました」とのこと……。この場合、まずは、自分が我慢しているということに気づくことが大切です。相手を支配的と感じるのは、自分が我慢していて、被支配に傾いているということです。自分の中にある「支配性（＝リーダーシップを取る）」を否定しているのです。

Oさんに「本当はどうしたいのですか？」と尋ねたところ、「そうですね……。本当は自分のやり方で、自分のしたいようにしたいと思っています」と返ってきました。

私たちは、自分が自分に許していないことを人がしていると腹が立ちます。つまり、腹が立ったときに相手に感じる気持ちは、実は「自分が自分に禁止していること」または「無意識に抑圧している気持ち」なのです。それに気づいた彼女は、まずは、自分なりのやり方で仕事を進めてみようと決心しました。

それから一週間後にOさんに会う機会があり、近況をたずねると、うれしそうにこう話してくれました。

「お局さんが急に私に優しくなったんです。今までは文句しか言ってこなかったのに！」

「自分のやりたいようにやろう！」と思って行動を起こしたら、相手が変わったというのです。このようなお話を聞くたびに、「傾きに気づけば、すぐにバランスはもとに戻り、目の前に変化が起こる」という自然の法則の仕組みが正確であることを実感します。

彼女は「我慢すること」「人のために尽くすこと」に傾いていたことに気づき、自分の気持ちを大切にしようと決心したことで、自分で判断して行動できる人になりました。色々なことに自信が持てるようになって人間関係で苦労しなくなったうえに、友人も増えて、仕事もとても順調に進んでいるそうです。

揺らぎながら成長していく

この世界のすべての物事がバランスを取り合っています。どちらかに傾き過ぎているときは、反対側に戻るための現象が起こります。その現象を問題だととらえてさらにバランスをくずすのではなく、ただ偏りを正すために起こっている現象だと気づきさえすれば、すんなりと安定した状態に戻るのです。

これまでバランスを取ることの大切さをお伝えしてきましたので、みなさんは、感情的にならず、常にバランスがとれて安定している状態が一番良いと思うかもしれませんね。でも「安定」とは、どんな状態でしょうか？　しっかりと大地の上に踏ん張ってびくともしないイメージでしょうか。それとも、波立つことのない澄み切った湖のようなイメージでしょうか。

両足を大地に着けたまま足を踏ん張っていると、前に進むことはできません。バランスをくずしてはじめて「歩く」という動作をとることができます。水も、まったく動きがない状態のままだと、そのうち淀んで腐ってしまいます。波紋が起きたり流れたりする動きがあるからこそ、濁ってもまた澄んでいきます。

すべてのことはバランスがとれていると同時に、常に微妙な揺らぎを持っています。そして、その揺らぎがあるからこそ、すべてのものが前に進んでいけるのです。

もしも、バランスをくずすことを問題だとして、それを否定し続けていたらどうなるでしょうか？　バランスのくずれが、まとめていっぺんにドーンとやって来るか、それを顕在意識の働かないところで体験することになります。たとえば、いつも我慢ばかりしてきた人は、認知症になってはじめて怒り出したり、わがままになったりするのです。あんなに我慢強く凛々しかった人が、どうしてあんなふうになってしまうのか……と不思議がる人もいますが、すべてはバランスでできているのです。

からだのバランスが整ってくると、これまでどうしても受け入れられなかったことをすんなりと受け入れることができ、今まで見えていた景色の反対の景色が見えるようになってきます。両面を同時に俯瞰して見ることができるようになると、すべてのことは完全に「良い」わけでも「悪い」わけでもないのだと分かります。感情が動いたときは、ただバランスがどちらか一方に偏っているのだと気づくと、瞬時にバランスを取り戻すことができるようになるのです。

そうなると、いつまでもくよくよしたり、すぐ腹を立てたり、常に心配ばかりしなくなります。それは、感情を表現しなくなって、無味乾燥な人間になるというわけではありません。「怒り」という感情を例に取るなら、怒ることがなくなるわけではなく、怒っていることを冷静なバランスのとれた目で見ることができるようになるのです。そうすると、九十秒で、もとの自分に戻ることができます。「怒り」という感情の化学反応が次々と連鎖的に起こっていくことを防ぎ、血管の収縮や筋肉の緊張など、からだに起こる反応を最小限にとどめることができるのです。感情に振り回されることが少なくなると無駄なエネルギーを使うことが減り、いつでもリラックスすることができて、集中力が高まります。自分の中にある能力を十分に活かして、多くのことを楽しみながら生きていけるようになるのです。

ただ、もしあなたが、怒りや悲しみなどの感情があってこそ人生はドラマチックになると感じるのなら、あふれてくる感情をめいっぱい味わって楽しんでみてください。あなたの中心軸さえしっかりしていれば、揺れながらも決して倒れない「弥次郎兵衛」のような人生を楽しむことができると思います。

自分は、大きく揺れることで人生をわくわくしながら楽しむのか、ジェットコースターに乗っているようなドキドキ感はなくても十分人生を楽しめるのか、考えてみてください。揺れが大きいほうが良いわけでも、小さいほうが良いわけでもありません。ただひとつ言えるのは、揺れることなくして成長はないということです。私自身は、心が湖のように澄み切って「ああ私はもう悟ったのだ」と何度か思ったことがありますが、やがてはその思いを大きくひっくり返してくれるような新しいテーマが浮上してきたりしたものです。

私たちの人生とは、相反する両極の間をゆらゆらと揺れ動きながら、成長していくことなのだと思います。感情を揺さぶられることを恐れるのではなく、両面を俯瞰してみて感情を生み出すきっかけになっている偏りに気がつけばいいのです。気づくだけでバランスは整い、人生は次のステップに進んでいきます。

すべてのことには両面がある――
大切なのはバランス――

この自然の法則を実感として思い出すことで、あなたの生き方が変わっていきます。

そしてそれは、あなただけではなく、あなたを取り巻く世界も変化させていくのです。

第4章

「今」を安心して生きるために

すべては自分で決めている

ここまで読んでいかがでしょうか？

「そうそう、よく分かる！　私の考えと繋がっている！」

と思われましたか？　それとも、

「なるほど、なるほど。そういう言い方もできるんだ……」

と思われたでしょうか？

私たちは「知っていることしか、知ることはできない」と言われています。お伝えした「すべてのことには両面がある」や「大切なのはバランス」という自然の法則が、すんなり心の中に入ってきたなら、もうすでにその法則をあなたは知っていたということです。からだと心の緊張のせいで自由に使いこなすことができていなかったかもしれませんが、法則そのものはすでに知っていたのです。からだと心をほぐして緊張の鎧を脱ぎ、思い込みを手放すことができれば、法則を本当の意味で活用しながら生きていくことができます。

では、三つめの法則をお伝えしたいと思います。最後の法則も、本当は知っているのに、気づいていない方、気づいているけど使いこなせていない方がいらっしゃるかもしれません。三つめの法則は、「すべては自分で決めている」ということです。

思い込みも、緊張の鎧も、視点の偏りやバランスの傾きも、すべてあなた自身が生み出したものです。そこから生まれる人間関係の悩みや、どうにもならない感情の原因となる考え方の癖は、すべてこれまでの自分が選択してきたものなのです。

もしかしたら、今まであなたは、人生は思い通りにならなかったと思っていたかもしれませんが、本当は「思った通り」になっているのです。からだをカチカチにして、「絶対こうしてはいけない」「こうならないといいなあ……」と思って両面あることの片方ばかり求めていると、かえって拒んだほうの側面を目の前に見せられることになります。これはバランスのくずれをあなたに知らせるために自然と起こっていることなのです。

反対に、「自分は大丈夫、今のままで私は完全なんだ」と、自分自身をまるごと受け入れていると、安心して思い通りの人生を歩むことができます。

ここまで、ありのままの自分を受け入れるために、からだと心の両方に働きかけて緊張を手放す色々な方法をお伝えしてきました。それを実践していくと自分に自信が持てるようになり、自分自身をまるごと受け入れることができるようになります。そして、これまで目をそむけていた、本当に向き合う必要のあることに立ち向かう勇気が生まれてきます。

本当に向き合うのが必要だったのは……

Yさん（四十代・女性）はこんな経験をしたそうです。彼女は心理学や精神世界に関するさまざまな本を読んだりセミナーに参加したりして、多くの知識を求め続けてきたとのことでした。けれど、何を学んでも自分に変化はなく、あいかわらず経済的なゆとりはなく、そろそろ結婚もしなくてはと焦りつつも男性を好きになることができないでいました。

Yさんは、誰かが意見をいうと、まるで怒ったように「そうじゃなくて！」と一生懸命に自分の意見を伝えようとするので、まわりの人にはとっつきにくい人だと思われていました。

そんな彼女が、和みのヨーガでからだと心をゆるめ、緊張の鎧を手放していくうちに、父親のことが浮かんでくるようになったそうです。彼女のお父さんはとても厳しい方で、何を言っても頭ごなしに否定されていたとのこと……。父親の前では緊張してうまく話せなくなるので、それが嫌でもうずっと会っていないとのことでした。

なんとか父親に会って話ができるようにと、緊張を手放すために繰り返し手当てを行っていくと、会うことがさほど苦痛ではなく感じてきました。勇気を出してお父さんに会って話してみると、なんとお父さんのほうがYさんを怖がっているように感じたというのです。Yさんがお父さんに気持ちを分かってもらおうと一生懸命話すと、「何もそんなに怒らなくても」と言われたそうです。そしてそのとき、Yさんは「私が幼いころ、お父さんは怒っているように見えたけど、一生懸命なだけだったのかもしれない」と気づいたのです。それが自分を否定されているように感じたために、幼い自分にとっては、怖いと感じられただけかもしれないと思ったそうです。

それに気づくと、Yさんが父親に対して持っていた感情が変化しました。そして、Yさんがお父さんと和解すると、色々なことが変化していったのです。まず、Yさんの表情や言葉がとても優しくなりました。「そうじゃなくて！」という、相手を否定しているように聞こえる口癖もなくなり、やがてすてきな彼と出会って恋愛を楽しみ、結婚することになったのです。

Ｙさんはこう話してくれました。

「自分の人生を変化させたくて色々なことを実践してきたけど、一番やりたくないことが父と話すことだった。それさえしなくていいなら、何でもしようと思ってがんばってきたけど、やっぱり最後はそれしかなかったんですね。こんなことだったら、もっと早く父と向き合っていればよかった……」

子どものころ、怖くて嫌いだった親と向き合うのは、からだと心が緊張したままではとても難しいことだと思います。しかし、じっくりからだをほぐしてトラウマや思い込みを手放し、心を安心させていけば、そんなに難しいこととは感じなくなっていくことでしょう。

深い緊張を手放すための手当法

両親と素直な気持ちで向き合うだけで、あなたに劇的な変化がもたらされます。ほとんどの人間関係の問題は、それで解決するといっても過言ではないかもしれません。それなのに、「それだけはできない」「したくない」という方にたくさんお会いしてきました。両親と向き合うためのステージに立つことは、とても難しく感じられるのです。

まずはそのステージに立つために、からだと心の深いところの緊張を手放していきましょう。そのための手当てをご紹介します。

ご紹介する手当ては、二人で行うペアワークです。これは和みのヨーガの教室で、一時間かけてソロワークの手当法をしたあと、後半のペアワークで行っている手当法です。自宅で行う場合も、ご自分でいくつかの手当法をして、からだをほぐしてから行うとより効果があります。

過去のトラウマを手放す手当て

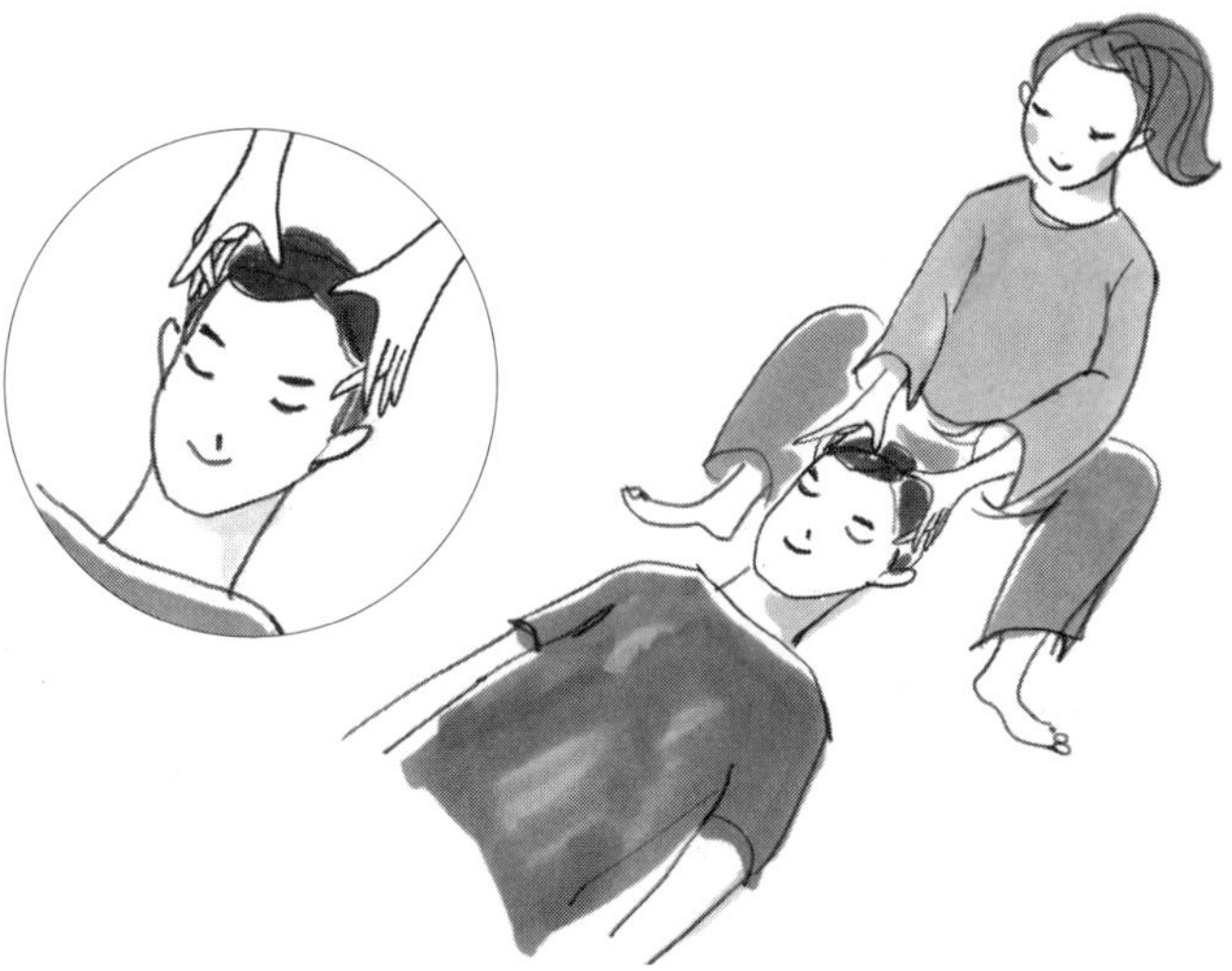

手当てをしてもらう人は仰向けに寝ます。

手当てをする人は相手の頭のほうに座り、こめかみの位置から指一本分、耳のほうにずれたところに指がポコっと入る場所があるので、そこに中指を置きます。

そのまま両方の親指を、生え際より一センチ後ろに置いて、左右を二センチほど離します。これでヘッドホンのようなかたちで、手を置いた状態になります。

準備ができたら、そこに指を置いたことを知らせるために一瞬、指に少しだけ力をいれます。（決して強く押さないように！）

あとは、力を入れず、指をそっと置いた状態にします。

左目を閉じて、右目で相手の第三の目

といわれる眉間の少し上の部分をぼんやりと見つめ、「もういいかな」と思ったら指を放してください。

（個人差がありますが、目安は一〜三分くらいです）


このように側頭葉と前頭葉を繋いでエネルギーを外に流すことで、脳のお掃除ができ、トラウマを手放すことができます。手当てを受けていると、ボーっとしてきて眠くなることもあります。また、レム睡眠状態のときのように、瞼の下で眼球がきょろきょろと動くこともあります。これは、脳の中で消去作業が行われているということです。


和みのヨーガの教室で、この手当てを経験した方々は、

「ちょうどこの手当てのときに、すーっとからだがゆるんでいった」

「ふっと意識がなくなっていた……」

「意識はあるのに、夢を見ているような感じがした」

と話してくれます。また、手当てを受けている方のいびきが聞こえてくるのも、この手当てをしているあたりです。

受ける人は、ただボーっと寝ているだけですが、この手当てをすれば、その日に起こった嫌な出来事を手放すこともできますし、もっと深いレベルの過去のトラウマ解放にも繋がります。また、誰かの相談にのるときは、この手当てをしながら聞くのがおすすめです。頭でぐるぐる考えるエネルギーがそのまま外へと流れていくので、同じ話を繰り返し長々と聞かなくてすみます。二十分も話を聞いていれば、話したことで相手はすっきりした気持ちになり、自分で問題解決の糸口を見つけ出していきます。

知り合いの医師が、この手当法を気に入って使っています。いつもイライラしていて、カウンセリングしても効果があるとは思えないクライアントにこの手当法を行うと、相手が良い方向に変化し、治療が進めやすくなるとのことでした。

からだと心の両方に働きかけて、緊張の原因がだんだんと分かってくると、自分に必要なのは子どものころの感情に向き合うことなのだと気づかれることでしょう。そして「もしかしたら、それは親と向き合うことなのかも……」と思い当たり、それでもなかなか踏み出す勇気が出てこないようでしたら、まずこの手当てを試してみてください。

両親と向き合う

私たちは、お父さんとお母さんから産まれてきました。二人のDNAを受け継いでいるのです。またそれだけではなく嗜好や価値観、生き方についても影響を受けています。もしも、見たくない自分や、嫌いな自分、「こうでなければ」と思う自分があるとしたら、その中に必ず両親の要素があります。もちろん、自分の中にある素晴らしい資質も両親からもらっています。その要素をどの視点からどう見るかで、あなたの生き方や人生が変わってきます。

ちょっとご両親のことを考えてみてください。ご両親の特徴には嫌なものもあれば、好きなものもあるでしょう。それらを書き出して、その両面を見てみませんか？　例を参考にしながら、本書巻末付録のシートに書き出してみてください。特徴を書き出すときは、例えば「掃除ができない」という具体的な行動ではなく、「おおざっぱ」とか「めんどうくさがり屋」とか、その行動を引き起こしていると思われる性格に焦点を当てて書いてみてください。

●両親の特徴を書き出す

【母親の好きな特徴】

例）面倒見がいい、明るい、気前がいい、優しい、おとなしい、我慢強い

【母親の嫌いな特徴】

例）お節介、八方美人、浪費家、優柔不断、引っ込み思案、自己主張しない

【父親の好きな特徴】

例）頼りになる、賢い、面白い、意志が強い、おおらか、行動力がある

【父親の嫌いな特徴】

例）支配的、厳しい、無神経、ふざける、頑固、むてっぽう

いかがでしょうか？　好きな特徴も、嫌いな特徴も、同じぐらい埋まりましたか？

どちらかというとお母さんのほうが好きだという方は、お父さんの好きなところはあまりなくて嫌いなところがたくさんあり、お父さんのほうが好きな方は、お母さんの嫌いなところがたくさんあったのではないでしょうか？

もしも、両親どちらかの特徴だけを「良し」として片方だけ大好きになると、もう片方を嫌いになったりします。ご両親の特徴の両面を見るために、第3章でお伝えした第三の視点を持って、それぞれの「嫌いな特徴」を、同じ資質を持つもう片方の面に書き換えてみてください。まずは、ただ機械的に書き換えてみることをおすすめします。

●嫌いな特徴の書き換え

【母親の嫌いな特徴　→　もう片方の側面】

例）

・お節介　→　面倒見がいい、思いやる心がある、愛が深い

・八方美人　↓　人当たりがいい、明るい、社交的
・浪費家　↓　気前がいい、太っ腹、金銭にとらわれない

例）
【父親の嫌いな特徴　↓　もう片方の側面】
・支配的　↓　リーダーシップが取れる、しっかりとして頼りがいがある
・厳しい　↓　筋道を通す力がある、責任感がある、しつけをする賢さがある
・無神経　↓　細かいことを気にしない、おおらか、気をつかわせない

ご両親の「嫌いな特徴」のもう片方の面を見るのはなかなか難しいかもしれません。

そのヒントは、好きなところにあったりします。たいていの場合、嫌いなところは好きなところのもう片方の側面であることが多いのです。たとえば、「お節介」という嫌なところがある一方で「面倒見がいい」という好きなところがある、「支配的」で嫌だけど「家族をしっかり守ってくれる」という頼りになる面がある、など……。

もしも、行きづまってしまったら、相手を自分の親ではなく、赤の他人だと思って、

考えてみてください。そうすれば、少し離れた所から見ることができます。または、家族以外の人に、ゲーム感覚で書き換えてもらってもいいでしょう。

身近な方と一緒にこの本を読みながら、お互いに書き換えてみるのもいいかもしれません。和みのヨーガの合宿では、二人一組になって相手の親御さんの特徴を書き換えたりしますが、自分の親の書き換えは難しくても、不思議と人の親のことはすんなりと書き換えられたりするものです。どうしても思いつかない場合は、ウェブサイトにあるメールアドレスにご質問ください。(http://nagominoyo-ga.com/)

今ここですぐにできなくても大丈夫です。意識に上らせていれば、あるときふっと、気づいていなかったもう片方の面が見えてきたりします。

嫌いな面を書き換えることができたら、今度は好きな面を書き換えていきます。

この書き換えは、少し変わっています。たとえば、お母さんの好きな面が「明るい」だったとします。すると「明るくなくてはいけない」という思い込みで自分自身を縛っている可能性があります。お父さんの好きなところが「賢い」だったら「賢くなくてはいけない」と思っていることもあります。もちろん、それを「良い」、「悪い」と判断するわけではありません。ここで大切なのは、幼いころ、無意識に取り入れてきた価値観を、もう一度自分で顕在意識まで引き上げて考えてみるということです。好きな特徴を「〜でなくてはいけない」という形に書き換えてみて、その思い込みが自分の中にないか考えてみてください。

●好きな特徴の書き換え

【母親の好きな特徴　↓　〜でなくてはいけない】

例）

・お世話好き　↓　お世話好きでなくてはいけない

・気前がいい　↓　気前が良くなくてはいけない

・我慢強い　↓　我慢強くなくてはいけない

【父親の好きな特徴　→　～でなくてはいけない】

例）

・がんばりや　→　がんばりやでなくてはいけない

・力強い　→　力強くなくてはいけない

・頭がいい　→　頭が良くなくてはいけない

知らず知らずのうちに、自分自身を駆り立てて、「～でなくてはいけない」と自分を追いつめていませんでしたか？　もしもそうだとしたら、「自分はその資質を持っているけれど、それを親とそっくりの方法で表現しなくてもいいのだ」、「自分なりの表し方でいいのだ」と自分に許可を与えてあげましょう。

自分を受け入れるために

ご両親の特徴と向き合ってみて、いかがでしたでしょうか？　実際に紙に書き出して、父親と母親の特徴を見比べてみると、ここにも「両面」と「バランス」の法則があることに気づかれたことでしょう。

長年嫌だと思っていた母親の特徴や、どうしても許せなかった父親の特徴のうらに、何にも代えがたいご両親の長所があることが分かったのではないでしょうか。それなのに、両面があるものの片方だけを見て、「自分にも似たところがあるからいやだなぁ」とか「あんな人にだけはなりたくない……」と、悩んだり苦しんだりしてきませんでしたか？

また、両親の特徴のポジティブな面ばかり見て、それと自分とを比較して「自分はああはなれない」「自分はまだまだできていない」と、落ち込んだりしてきませんでしたか？　たとえば、父親は高学歴で頭がいい、それに比べて自分は頭が良くないと自己嫌悪に陥ったり、母親は明るく外交的な性格ですてきだけど、自分はおとなしくてだめだと思ったり……。

そして、両面を同時に見ることができたら、父と母の良い面と思っていたことも、悪い面と思っていたことも、すべて自分の中にあること、そしてそれは自分の見方次第で、良くも悪くも受け取れると気づかれたのではないでしょうか？　気づいたうえで、あらためて第三の視点でご両親の特徴を見てみると、これまで両親と自分の間にあると思っていた壁が、すーっと消えていくのを感じることができたのではないでしょうか。

父親の特徴と母親の特徴を比べながら、バランスについても考えてみてください。父親が厳しくて試練を与え、自立を促してくれたなら、母親は優しくて支援してくれたなど、両親が真逆の特徴を持っていたように見えませんでしたか？　母親がのんびり屋なら、父親がテキパキしている、父親が浪費家なら、母親が堅実家であるなど、二人がまるで真逆のように見えたのではないでしょうか。けれど、それ自体が思い込みという場合もあります。

もし片方の特徴を偏った視点で見たとしたら、もう片方を良くも悪くも対極に置いて見てしまうことになります。ひとつの特徴を必要以上に「良いもの」と受け止めた場合、もう片方を必要以上に「悪いもの」と受け止めてしまうことになるのです。それで、父親は好きだけれど母親は嫌い、またはその逆の思い込みが生まれたりします。

父親と母親の特徴が真逆のように見えるのは、家庭の中にいる二人を単純に比較しているからです。たとえば、どちらかというと母親の方が率直な物言いをするというだけで、母親は「厳しい」、父親は「優しい」と感じたりするのです。もしも、両親を二人とも「厳しい」と思うなら、その対極として、おじいちゃんやおばあちゃんを「優しい」存在だと感じていたのかもしれません。

特徴を比較して、それぞれを両極に置くのではなく、一つひとつの特徴そのものを偏らないバランスの取れた目で見ると、どちらかだけが「厳しく」て、どちらかがだけが「優しい」という見方は自分が勝手に作っていたものだと分かるでしょう。そして、その見方を基準に、外の世界で出会った人のことを好きになったり、嫌いになったりしていたかもしれないことにも気がついてみてください。

かつては、それぞれの家庭で真逆に見える父と母の存在がバランスを取り合っているように感じられていました。互いが役割分担をして、うまくいっている面もあったでしょう。そして子どもは成長するにつれ、厳しい父親の愛情あふれる面を、優しい母親の強い面を見つけていったのだと思います。よその家庭のことを知る手段がなかったので、自分の家庭の中でバランスを見出していくことができました。

ただ今は、テレビなどを通して、「理想の母親像」「理想の父親像」というものが伝えられ、実はありもしないその理想像と自分の両親とを比較してしまい、バランスの取れた視点で両親を見ることが難しくなっていると感じます。理想像にとらわれるあまり、自分の親は二人ともひどい親だ……と思い込むこともあるかもしれません。大切なのは、一人ひとりのありのままの姿を、偏りのない素直な目で見ることです。人の特徴は、光にも闇にもなり、片方だけを持つ人はいないのです。

両親の特徴の両面や、そこから見えてくるバランスに気づいただけで、自分に自信が持てるようになった方がいます。Ｆさん（四十代・男性）は父親のことが大嫌いだったそうです。飲んだくれで、口ばかり達者で、甲斐性のない父親を情けないやつだと思っていたと話してくれました。Ｆさんは会社を経営していましたが、次第にうまくいかなくなり、精神的に行きづまりはじめたときに、私の講座に参加してくださいました。まずはからだと心をゆるめながら、ゆったりした気持ちで自分を見つめ直してもらいました。

その中で、自分の長所と欠点や、両親の好きなところと嫌いなところを書き出してもらい、それをひっくり返してもう片方の面を見てもらいました。からだがゆるんで安心しきっている状態では素直になることができます。素直な目で、あらためて自分や親の特徴の両面を見て、Ｆさんは大きな気づきがあったようでした。父親は情けないどころか、正義感が強く、人情に厚い人だったこと。おとなしい母はただ父に苦労させられていると思っていたけれど、喜んで父を支えていたこと。そんな母の支えがあったからこそ、父は仕事に邁進できていたこと……。

Ｆさんのお父さんはもともと大きな会社の社長さんだったそうです。どうしても困っている人を見捨てることができずに、二度も借金の保証人になってほとんどの財産を失くしたとのことでした。それでも家族を養うために、朝早くから夜遅くまで働き続けてくれたのです。また父親がお酒に酔って口にしていたことは、政治のことでした。政治家に腹を立てて、「いったい何をやっているんだ！　自分ならこうするのに！」と息巻いていたことが、子どものＦさんには大声を上げる怖い飲んだくれに見えていたのでした。

Ｆさんはこれまで情けないと思っていたけれど、本当は父親のことが大好きで自慢のお父さんだったことを思い出しました。そして、自分は父親の能力を受け継いでいるんだと思ったとき、からだの底から自信が湧いてきたそうです。

「なんて素晴らしい親父だったんだろう。親父の息子なんだから、自分もきっと大丈夫だ」そう確信すると、何事も前向きに考えられるようになり、それとともに行きづまっていた会社の経営も良い方向に向かっていったそうです。

あなたは、ご両親から多くのものをもらってきています。もらったものは、「良いもの」でも「悪いもの」でもありません。あなたがこの人生を経験するために必要なすべてのものをもらってきているのです。大切なのは、あなたがそれをどう受け止め、どう使っていくかということです。

バランスの傾きを知らせてくれる家族

ご両親と向き合い、ご両親がくれたものをありのままに受け止めて感謝すれば、それは、ありのままの自分を受け止めることに繋がります。それは自信に繋がるだけではなく、自分を大切にする気持ちをしっかりと持つことにもなるのです。Nさん（三十代・女性）の体験談がそれを物語っています。

Nさんのお母さんはうつ病にかかっていたそうです。そんな母親とどうにもうまくいかず、Nさんは家を飛び出して、彼のところに身を寄せていました。家を出たものの、もちろん母親のことは気になります。余計な心配もさせたくないので、ときどき電話をしていたそうですが、そのたびに「どこにいるの？　どうして帰ってこないの！」と責められるのでした。それが嫌でそのうち電話もしなくなり、母親からの電話にも出ないようになっていました。

けれど、そんな自分はひどい親不孝ものだと今度は自分で自分を責めてしまって、Nさんはすっかりふさぎ込んでいました。からだに触れてみると、ガチガチに緊張していて、このままでは病気になってしまうのではないかと思うほどでした。ゆっくりじっくりからだと心をほぐして安心したところで、自分が「親不孝をしている」と思っている今の状況をバランスのとれた視点で見てもらいました。そして、こうお伝えしました。

「子どもの幸せを望まない親はいないんですよ。お母さんを安心させるには、まずあなたが幸せになることが大切です。せっかく大好きな彼と一緒にいるのだから、今の幸せを味わってみましょう。お母さんがたとえ今どんな状態であったとしても、あなたとお母さんの人生は別のものです。あなたは幸せになっていいんですよ」

安心しきった素直な状態になると、本当に大切なことが見えてきます。自分の本当の気持ちを、母親役になった人に向かってNさん自身の言葉で伝えてもらいました。

「私を産んでくれてありがとう。お母さんがいたから私は産まれてきて、そしてここまで育つことができました。今の私が在るのはお母さんのおかげです。本当に感謝しています。お母さんに安心してもらうためにも、私は幸せになります」

命を授けてくださったご両親に心から感謝の気持ちを持つことができたら、自分自身を大切にすることができます。自分を大切にすることができたら、自分で自分の人生を切り開いていくことができるようになるのです。

心もからだも安定したNさんは、幸せになるという許可を自分に与えました。自分のバランスが整えば、まわりのバランスも整います。数週間後、彼女に会うと、

「あれからすごい変化があったんです。母のうつ病が治ってきたんです!」

と話してくれました。以前は外出もできなかったお母さんが、お友達と出かけるようになったそうです。Nさんがからだと心のバランスを整えて自立したことで、母子の依存関係が終わり、お母さんのほうもバランスを取り戻したのでした。

家族は、あなたのバランスの傾きを知らせてくれる鏡です。あなたが自分を大切にし、自分の人生をしっかりと歩みはじめたら、家族は鏡の役割を終えて、それぞれに

自分の人生を生きはじめます。あなたが変われば、まわりが変わるのです。すべての出来事は、あなたの内側を映し出して見せてくれるために起こっているのです。

からだを通して向き合う

からだを手当てするだけでも、両親と向き合うことができます。

和みのヨーガの教室に通っているSさん（四十代・女性）は、日ごろはあまり自分のことを話さないお父さんに「過去のトラウマを手放す手当て」をしてみたそうです。すると、お父さんが子どものころのことを話し出したのです。話しながら感情が高まってきたようで、怒り出したかと思えば、そのうち泣き出しました。やっと静かになったと思ったらスヤスヤと眠ってしまったそうです。少し眠ったらスッキリとした顔になって、怒ったり泣いたりしたことは何も覚えていないようだったと話してくれました。それからは、頑固だったお父さんがびっくりするほど優しいお父さんに変わってしまったそうです。もちろんSさんは、特別な能力を持っているわけではありません。

ただ指を置いているだけなので、この手当ては誰にでもできます。

もしかしたら、ご両親もからだの奥深くに緊張を溜めたままにしているかもしれません。それを手放すお手伝いをするだけで、からだと心のバランスがとれ、お互い素直な気持ちで向き合うことができるようになっていきます。この手当法を行うと、Sさんのお父さんのようにすぐに大きな変化が起こる人もいれば、ゆるやかに変化していく人もいます。信頼している家族同士で、この手当てをしてマイナスのエネルギーを外に流すと、家族がよりいっそう仲良くなることができるのです。

手当てをすることで、大嫌いだったお母さんへの本当の気持ちに気づいた方もいます。Eさん（三十代・女性）は、和みのヨーガのインストラクターになりたいと思っていました。日ごろなかなかできないペアワークの練習をしたくて、実家に帰ったときに、お母さんに練習台になってもらったそうです。今までは自分から触れようとしなかったお母さんのからだにいざ触れてみると、温かくて胸がジーンと熱くなり、かわいがってもらった色々な場面が蘇ってきました。そして「お母さんが大好き」という思いが込み上げてきたそうです。それと同時に「私はお母さんが大好きだったのに、お母さんは弟ばかりをかわいがって、ちっとも私のことを見てくれないと思っていた……

だから弟が嫌いだったんだ」と気づいたのです。「お母さん大嫌い」は、実は「お母さん大好き」の裏返しだったのです。

その後、Ｅさんは、お母さんへの向き合い方が変わり、感謝の気持ちを持ちながら接することができているそうです。また「あんなに嫌っていたのが嘘のように、弟とも仲良くなりました」と話してくれました。

子どもを愛していない親がいないように、親を愛していない子どももいません。愛しているがゆえに、自分が欲しい形の愛が得られなかったとき、心を閉ざして、からだの緊張とともに、「大嫌い」「許せない」という思い込みで愛を封印してしまうことが多々あります。

私たちの旧脳は、生命を維持することを最優先としますから、危険を回避するためにネガティブなものをとくに記憶するという特徴があります。一〇〇〇回の「当たり前だと感じる普通の出来事」よりも、ひとつの「不快・危険だと感じる出来事」を強烈に記憶してしまうのです。あたかも、それしかなかったかのように……。でも、あなたが今ここに生きているということは、それだけでたくさんの愛を受けてきたということなのです。そうでなければ生命を維持していくことはできなかったことでしょう。たった一度の嫌な思い出のために、一〇〇〇回あった平安な日常を記憶から締め出すのは、本当にもったいないことです。

自分自身をまるごと受け入れて、自信を持って生きていくために、ぜひ、ご両親と向き合って、両親から自分への愛、自分から両親への愛を思い出してください。からだと心の両方に働きかけていけば、向き合うことへの恐れは消えていきます。自分が作った思い込みは、自分の力で手放すことができるのです。封印していた本当の愛を思い出し、安心して自分らしく生きてください。

過去を書き換えるための手当法

両親からの影響のほかに、あなたが見る世界に強い影響を及ぼしているのが、あなたの「過去」で起こったことすべてです。多くの人の場合、過去の経験が「今」を決定しています。実際は、過去にどんな大きな失敗をしようが、つらい出来事があろうが、未来に影響することはありません。「今ここ」での自分が見る世界が変われば、その世界が自分の未来になります。過去とはまったく違う未来になるのです。
ただ、よほど意識して「今ここ」で起こっていることを客観的にとらえようとしない限り、過去の体験から来る思い込みにとらわれて生きることになります。そうすると、過去に支配されている「今」の連続が「未来」を作ってしまいます。とくに自分を責めたり、罪悪感を持ったり、悲しみにとらわれているときは、過去に支配されています。

人生の中で私たちは、愛を与え、そして愛を求めて生きています。それが望むような形で得られなかったとき、私たちは「愛（あい）」ではなく「哀（あい）」を感じます。怒り、後悔、罪悪感など、どんな感情でもその根底には、「愛」を得られなかった「哀しみ」があるのです。感情は、そのときに味わいきってしまうと消えていきます。でも、十分に味わうことなく、あきらめてしまったり、なかったことにしてしまったりした未消化の感情は、筋肉をこわばらせるだけでなく、からだの中に留まり続けます。昔から感情は五臓六腑に宿ると言われており、腎には「怖れ」、肝には「怒り」、肺には、「悲しみ・抑うつ・絶望・罪悪感」、胃には「心配・不安」が溜まっていくそうです。これらすべての感情のもとになるのは、「愛」を得られなかった「哀しみ」です。

消化できなかった「哀しみ」はエネルギーとなってからだに溜まります。そして、似たような出来事があるたびに、そのエネルギーが浮かび上がってきて、経験した当時の感情を繰り返し味わうことになるのです。そんなときは、とくに胸のあたりの筋肉がギューっと縮まり、動悸が激しくなって、呼吸も浅くなります。

私たちのからだには、エネルギーが集まる箇所が七つあって、それはチャクラと呼ばれていますが、胸のあたりにはエネルギーを出し入れすることができる「ハートチャクラ」があります。この部分を緊張させることが続くと、ハートチャクラが閉じられ、エネルギーを外から取り入れることも、内側から出すこともできず、本来は循環して流れているはずの生命エネルギーが流れなくなってしまいます。そのままにしておくと、やがて目の前の世界が白黒写真のように味気ないものになっていってしまいます。

「哀しみ」を手放すには、過去の感情を意識に上らせて、からだに溜まっているエネルギーをうまく流していけばいいのです。無意識に抱えている「哀しみ」を手放すための効果的な手当てがありますのでご紹介しましょう。この手当ても2人で行うペアワークです。ある程度からだがほぐれている状態で行ってみてください。

●哀しみを手放す手当て

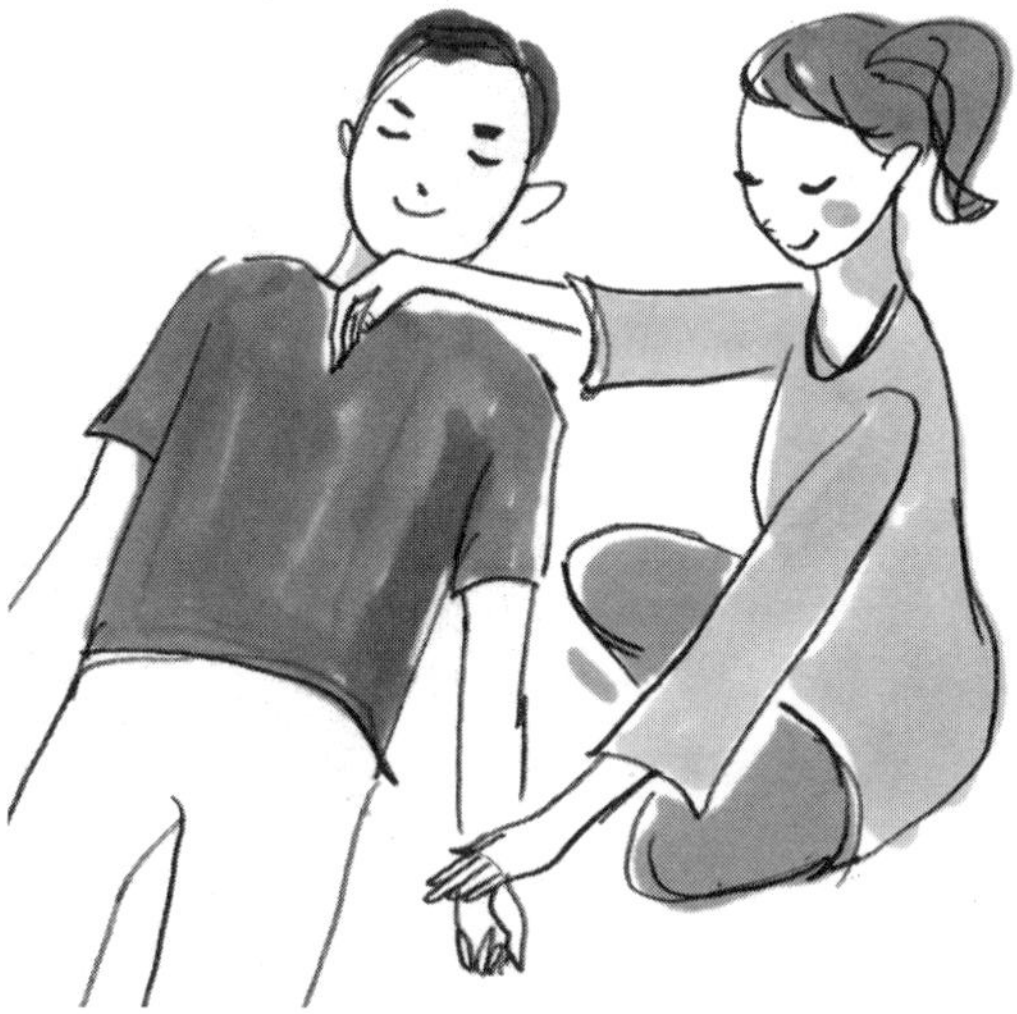

手当てをしてもらう人は仰向けに寝ます。
手当てをする人は相手の左肩のあたりに座り、
右手の指先を、胸の中心に置きます。
左手は、指を揃えて寝ている人の
左手の手首に当てます。
あとは、力を入れず、指をそっと置いた
状態にします。
そのままお互いに、ゆったりとした
呼吸をしてください。
「もういいかな」と思ったら
指をそーっと放してください。
（個人差がありますが、目安は一～三分くらいです）

手当てをする人は、ただボーっとしていればよいのですが、色々考えてしまうという人は、エネルギーが相手の人の胸の中心から肩を通って、左手の指先の方まで流れるイメージをしてもいいでしょう。

この手当てを受けたMさん（四十代・女性）は、その最中に涙があふれてきました。あとからあとから流れてきて止まらないのです。そのとき彼女は、二十年前に亡くなった恋人のことを思い出していました。

あまりにも突然の恋人の死に、ただおろおろしていると、そばにいた人に「あなたがしっかりしないでどうするの！」と叱られたそうです。そのとき、「自分がしっかりしなくては！」と思い、冷静に必要な手続きを行って、外国にいる彼の両親のもとに彼を送り届けるという大役を果たしました。本当は、誰かにすがって「悲しい、もう嫌だ、何もしたくない！」と、叫びたかったのにそれができませんでした。手当法を受けて、彼女は二十年間も手放せなかった感情に向き合うことができたのです。そして消化できていなかった「哀しみ」が、いかに自分に影響を及ぼしていたかを知りました。「しっかりしなさい」といって泣かせてくれなかった人や、自分を置いて逝った恋人への怒りもからだに溜まっていたことにも気づきました。彼女はなぜかいつも腰が痛く、前向きになれないことが多かったそうです。心やからだが過去の出来事に支配されていたのでした。

この手当てを受けて、過去の出来事をまるでその場にいるような感覚で思い出す人もいれば、そうでない人もいます。何も思い出せなくても、「この手当てを受けると自然と胸が開いて、温かい感覚があった」、「ゆったりとした呼吸ができるようになった」と話してくれる方もいます。この手当てをしたご夫婦は、愛おしいと思う気持ちが胸からあふれ出してきたのを二人が同時に感じたと話してくださいました。

自分のトラウマや感情を手放さないままでいると、外に出ることのできないエネルギーはからだのさまざまな部分に溜まり、あなたの心やからだに影響を与え続けます。それが、あなたの目の前に繰り広げられる世界を左右することにもなります。エネルギーをうまく流して、自分自身を守るための緊張を手放すことができたら、過去の記憶に振り回されることなく、「今ここ」で一番ふさわしい行動をとることができるようになります。そして、無条件の愛を与えることができるようになるのです。

人生のバランスを知る

「哀しみを手放す手当て」を行ったとき、もし過去の出来事を思い出した場合は、その出来事の両面を見たり、それが起こったことでバランスがとれたことがなかったかを考えてみたりするとよいでしょう。その際に役立つ方法をご紹介します。

●人生の起伏を描く

これは、私が講師を務めている心理学の講座で行っているものです。

まず、紙の中央に横線を一本引いて、左端に0と書きます。この横線は時間軸を表します。線より上がプラスの領域、下がマイナスの領域として、0歳から今の年齢まで、自分の人生を波線グラフで表してみましょう。

もし最初の谷が、けがをしてつらい日々を送った十二歳のころだとしたら、谷のところに十二歳と書き込みます。最初の大きな山が、はじめて恋人ができたころのことなら、そこに二十歳〜二十二歳ごろと書き込んでいきます。特別な出来事がなく、年齢が書き込めないところがあっても構いません。縮尺も大体で大丈夫です。

人生の起伏を一本の線で書いてみて、どんなことに気づきましたか？　つらいと思っていた出来事の裏に自分を成長させることがなかったでしょうか。幸せの絶頂だと思っていたときに、何か見えていなかったものはなかったでしょうか。

自分の「人生の起伏」を書いた方の感想はさまざまです。絶対誰にも話せないと思っていた自分の人生の汚点から、たくさんのことを学んでいたことに気がついた方もいれば、どんなに大変な目にあっていたときでも、必ず助けてくれる人がいたことに気づいた方もいます。

私は、自分の「人生の起伏」を書くたびに思い出す出来事がありました。それがある日、心理学の授業で生徒さんと一緒にこの「人生の起伏」を書いたあとに見直してみると、その出来事が書かれていないことに気がついたのです。その出来事が起こったころは、この暗いトンネルが永遠に続くのではないかと思い、深い孤独と哀しみを感じて「このことは一生忘れることはできない」と思っていました。そんな強い感情が、ふと気がつくとすっかりなくなっていたのです。トラウマや哀しみは手放すことができると確信できた瞬間でした。

私たちの人生は、マイナスに大きく傾いたら、プラスに戻る出来事がありますし、プラスに大きく傾いたら、マイナスに振れます。私の場合も、最大のマイナスだと思っていた出来事のおかげで、夜も寝ないで学ぶエネルギーが生まれたのだと思います。今の私が在るのはあの最もつらい出来事のおかげだったのです。

この山あり谷ありの人生のパターンに気づくと、不思議と予期せぬ不幸や試練が起こらなくなってきます。起こったとしても、もはやマイナスだけをもたらす出来事とは感じなくなっていきます。マイナスだと思っていた過去の記憶すら書き換えられるのです。私の「人生の起伏」は、書くたびになだらかになっていきました。

すべてのことには両面があり、バランスがとれていることを心から納得すると過去にとらわれなくなります。そして、「すべては自分で決めている」ことに気づくのです。すると、今ここで起こる出来事も変わってきます。

不安を手放す

過去の強い感情や、それに起因する思い込みを手放すとあなたの世界は変わっていきます。実は、それらを手放せているかどうかを判断する基準があります。

それは、「不安」という感情の有無です。

不安を生み出しているものは、手放せていない過去の偏った記憶で、それと同じことが未来に起こってしまうかもしれないという誤った予測（幻想）なのです。

あなたはどんな不安を感じているでしょうか？　今はとくに先が見えないことが多いため、不安にとらわれがちになるかもしれません。不安から逃れるために情報や知識を求めてさらに不安になったり、過去のつらい出来事が再び起こってしまわないかと過剰に不安を感じたりすることがあるでしょう。この感情が、自分を取り巻く世界を不安定なものに見せるのに一役買っています。

からだをほぐすことでこの感情は次第に薄れていきますが、不安をスムーズに手放すためにも、自分はいったいどんな不安を感じているかを認識することが大切です。

感情が生まれてくる原因の正体を知ってしまえば、手放すことがより簡単になります。読み進める前に、自分の中にどんな不安があるか、ちょっと考えてみてください。紙に書き出すのもよいでしょう。

認識した一つひとつの不安を手放すには、これまでお伝えしてきた三つの「自然の法則」が役に立ちます。もう一度、それぞれの法則を思い出してみましょう。

●すべてのことには両面がある——ネガティブとポジティブは必ずセットで存在しています。片方だけでは存在できません。ひとつの物事や出来事の両面を同時に見る目（二極性を超えた第三の視点）を持つことが大事です。

●大切なのはバランス——自分が両面のうちの片側に傾いていると、その傾きを知らせるために、目の前に真逆の傾きを持った人が現れたり、真逆の出来事が起こったりします。傾いていることに気づけば、目の前の世界もバランスを取り戻します。

●すべては自分で決めている——物事をどの角度から見るか、どのように受け取るかは、まわりがどのような環境であろうと「今ここ」の自分が決定しています。自分が決定した「今」が未来を創り、すべては自分が思った通りになっています。

私の講座の中で、参加者の方に自分の中にある「不安」を書き出してもらうことがあります。その例をいくつか紹介しながら、その感情を手放すためのヒントを見ていきましょう。ただし、これだけが正しい答えなのではありません。これをヒントにしてご自身の言葉で考えてみてください。

病気になることへの不安を手放すには

まず、病気が生まれるサイクルを見てみましょう。自分の思い込みや観念が作るストレスが、心やからだを緊張させます。心やからだが緊張し続けていると、からだの中でエネルギーの滞りができます。その滞りがさまざまな臓器の活動に障害をもたらし、それを修復しようとする働きから起こる症状に病名がつけられるのです。このサイクルに気づいて、その反対の方向の流れを作っていくと、病気になることはありません。すでにある症状も回復に向かっていきます。つまり、手当法を活用してからだと心の緊張を取り除き、思い込みに気づき、それを手放すという流れです。この習慣を身につければ、ストレスは病気の原因ではなく、思い込みに気づくチャンスとなります。

また、病気になることで得るものがあることも知ってください。病気があるのは健康を知るためです。病気をきっかけにして、これまでの自分の生き方を見直して、より幸せになったという方はたくさんいます。

認めてもらえないことへの不安を手放すには

すべてのことには両面があります。相手に認めてもらうことには、プラスの面とマイナスの面があります。それぞれの要素を一つひとつ書き出してみると、認められることが良いことばかりでもなく、認められないことが悪いことばかりでもないと分かるでしょう。

また、ある人に認められるということは、認めてくれない人もいるということです。あなたの価値を認める人が五十人いれば、そうでない人が必ず五十人います。すべての人に認められるということは自然の法則ではあり得ません。世の中には、光が好きな人がいれば闇が好きな人もいます。効率の良い仕事が好きな人もいれば、無駄があるのが粋だと思う人もいるのです。

一番大切なのは、人ではなく自分自身がどう思っているかです。まずは自分が自分の価値を認めてあげましょう。「人にどう思われるか」ではなく、自分がどう生きたいかに気づいてみてください。

批判されることへの不安を手放すには

相手に批判されたり、嫌われたり、非難の対象となったりすることに不安を感じる方は多いようです。

相手から批判されるときは、たとえ気づいていなくても、必ずあなたの中にも相手を批判する気持ちがあります。両面ある物事を、それぞれ反対側から見ているということです。あなたの中に「これは絶対ゆずれない」という正義があると、相手の正義とぶつかって、お互いに批判し合うことになります。批判されたときは、自分がどちらの方向に偏っているのかに気づきましょう。そうすると、自然と対立はなくなっていきます。

「批判されないだろうか、嫌われないだろうか……」と常に心配していると、相手に配慮し過ぎることになります。相手に合わせ過ぎるということも、ひとつの偏りです。これまでお伝えしたように、バランスを取るための何らかの出来事が起こるでしょう。

非難をされたときは、それを攻撃ととるか、アドバイスととるのかは、すべて自分の解釈にかかっていると気づいてください。自分の中のバランスがとれていれば、何を言われても冷静でいられるでしょう。非難をする人というのは存在せず、ただ自分の中のバランスのくずれを教えてくれる人がいるだけだと気づけば、目の前から非難する人はいなくなります。

信頼を失うことへの不安を手放すには

誰かが、「信頼していたのに、裏切られた」とあなたに言ったとしたら、それは「信頼」ではなく「期待」だったのではないかと思います。相手を本当に信頼していれば、それはめったなことでは揺らぎませんが、ただの期待だった場合、裏切られることは多々あります。

私たちは、まわりの人全員の「期待」に応えることはできません。人は皆、自分が作り出した認識の世界に住んでいて、それぞれの世界はすべて異なっています。百人いたら百人とも違うのです。百通りの「正義」があり、百通りの「当たり前」や「常識」があります。自分以外の人たちの期待に応える生き方など不可能です。バランスのとれた心を持って、あなたがやりたいことをしていれば、自然と信頼されるようになります。大切なのは、あなたがあなたを一番に信頼してあげるということです。

ひとりぼっちになることへの不安を手放すには　あなたが今ここに生きているということは、すでにたくさんの人に支えられているということです。まず、ひとりではないということに気づいてみてください。

そして、これまでにお世話になった人や、親切にしてくれた人、恩を受けた人を思い出して、どんなことをしてもらったのか書き出してください。それは、取り立てて特別なことでなくてもいいのです。さりげない日常の中にも、たくさんあるはずです。次に「今度は自分からどんな御礼をさせてもらおうかなぁ」と、実際にできそうなことを書き出してみるのもよいでしょう。誰もいないという人はいないはずです。少なくとも生んでくれたご両親や育ててくれた人がいるでしょう。すでにお亡くなりになっているとしても、何かできることがあるはずです。

自分が経験している世界に対して、自分は何ができるのだろうと考えて行動すると、まわりに人が集まってきます。誰かが来てくれるのを待っているのではなく、自分から働きかけていくのです。

もし、あなたから去っていく人がいても気にしないでください。すべてはバランスがとれています。あなたから去っていく人がいれば、必ずあなたのもとにやって来る人がいます。そのことに気づくためにも、いつもからだをゆるめて緊張を手放し、ゆとりを持って世界を見ることができる状態でいましょう。

愛する人を失うことへの不安を手放すには　この世に変化しないものはありません。形あるものは必ず壊れますし、形のない心も絶えず変化していきます。すべてのものが変化しているのです。

まだ起こってもいない変化を恐れるより、「今ここ」で、愛する人とともにいる幸せをしっかりと味わうほうがどんなに幸せでしょうか。一分一秒だって、まだ来てもいない「未来の妄想」に意識を向けるのは、もったいないと思いませんか？　愛する人に出会えただけでも奇跡なのですから……。

そして、すべてはバランスがとれていることを忘れないでください。たとえ失われたように見えることがあったとしても、不安にとらわれる必要はありません。愛は形を変えて必ず存在しています。愛する人を失ったときは、別の形となって現れてくる愛の存在に気づくためにも、からだをゆるめて緊張を手放し、安心した状態を作っておきましょう。

急に変化することへの不安を手放すには

この世に変化しないものはありませんが、私たちの脳は変化を嫌います。外界から強い働きかけがあると、身を守るために脳が防御体勢をとるように指示するのです。「腱防御反射」といって、簡単に言うと腱をギューッと縮めて行動しないようにさせます。からだが縮んで緊張していると、心もかたくなになることは、もうみなさんもお分かりですね。変化を受け入れたほうがよいときでも、何かと理屈をつけて現状維持をしようとしてしまうことになります。頭だけで考えるのではなく、からだを手当てすれば、脳が思い込みを手放し、心を開けるようになっていきます。そうすると、一歩を踏み出すことへの不安がなくなっていきます。変化への「不安」は自然に消え、必要なときに冷静な判断をしたうえで行動できるようになります。

また、両面を同時に見る意識を持っていれば、何があっても、同じ量のマイナスとプラスがあると分かるので、状況が変わることを不安に感じる必要はないと気づくでしょう。

あなたはどんな不安を持っていましたか？　からだと心がかなり整ってきたので、今は思い出せないかもしれませんね。また、不安だと思っていたことを自然の法則に沿ってとらえていくと、「なんだ、不安に感じるようなことじゃなかった」と感じられたかもしれません。過去にとらわれることがなくなり、不安に振り回されることがなくなれば、あなたは、ただ安心して、ほかの誰でもないあなた自身を生きていくことができるのです。

希望する未来を創るために

私たちは、自分がどのように生まれるか、その後どんなふうに生きるかを、生まれる前から計画してきていると言われています。

母親の胎内から生まれてくるとき、計画通りゆっくりと旋回しながら自分のペースで生まれてくることができれば、新しい世界は自分にとって「安全」という認識を持つことができます。ところが、生まれ出るときに無理やり引っ張られたり、押し出されたり、帝王切開で急に取り出されたりした場合、びっくりしてからだが緊張し、「この世界は危険で思いもよらないことが起こる」と思ってしまいます。これはバーストラウマと呼ばれているものです。

この世に生まれた瞬間から、私たちは外界からの不快な働きかけに対してからだを緊張させ、そのからだの緊張とともに思い込みを作り、心に影響を及ぼします。生まれてからの日々は、からだと心を緊張させる出来事の連続といってもいいかもしれません。緊張が解除されないままだと、思い込みはだんだんと増えていき、あなたが何をしようとしても、旧脳が「この世界は危険だぞ」という信号を送ってくるでしょう。

これまでお伝えした通り、そのような脳の働きは私たちが安全に生きていくためには欠かせないものです。しかし、緊張や思い込みが過度になると、それが人生を支配し、自分で勝手に「思い通りにいかない不安定な世界」を作り出してしまいます。けれど、それを「安心世界」に変えるのは、簡単なことなのです。自分でからだをほぐして、思い込みや自分を振り回す感情を手放し、自然の法則に沿って生きる智恵を活用すれば、誰もが、自分が設計する本来の人生を安心して楽しむことができるようになります。

私が出会う方にはがんばり屋さんが多く、がんばり過ぎてくたくたになっていたり、孤立していたりする人もいました。また、優し過ぎて傷ついていたり、まわりに合わせ過ぎて疲れていたり、まわりに合わせることができなくてひとりぼっちだったりする人もいます。

けれど、からだと心の緊張がほぐれていくと、少しずつ思い込みによる縛りも解けていきます。春の日差しで雪が溶け出すようにとても自然に、かつ確実に変化していくのです。そしていつのまにか、それまでは考えられなかったような人生を生き生きと楽しんでいます。私の幸せは、みなさんのそのような変化を見ることなのだと、しみじみ思います。

最後の章では、私たちはいったいどこに向かって進んでくのか、どんな人生を自分自身にプレゼントしてあげられるのかを、共に考えていきましょう。

第5章

自分の真理を生きる

和み遺伝子

私がこの本を通してお伝えしているのは、「自然の法則」に沿って生きるということで、はるか昔から多くの方が提唱しているものです。私たちの遺伝子は、この法則をずっと記憶してきているのではないでしょうか。だから、からだと心の緊張を手放した方々は、この法則を「思い出す」のだと思います。私は、法則を記憶している遺伝子を「和み遺伝子」と呼んでいます。

からだと心が整って、緊張の鎧を手放すことができると、「和み遺伝子」にスイッチが入ります。そうすると、まずからだが変化します。病気として出てきているさまざまな症状がなくなるだけではなく、痩せ過ぎもせず、太り過ぎもしない適度な体重になったり、肌がきれいになったり、姿勢がよくなったりします。笑顔も増えて、表情が変わるので、別人のように美しくなる方もいます。首や肩がこってもすぐにもとに戻り、無理をしたらすぐにからだが反応するので、からだからのメッセージを受け取りやすくなります。なかなか赤ちゃんができなかったのに妊娠した方もいます。高齢でも楽々と出産し、生まれてきたお子さんはとても落ち着いていて、子育てが楽なのだそうです。このように、例を挙げればきりがありません。

また、からだと心のバランスがとれるので、気持ちが穏やかになります。すると自分をとりまくものが和やかになってまわりの世界がどんどん変わり、自分自身が本当に望む生き方ができるようになっていきます。どんなにつらい状況にある方でも、どんなに気難しい方でも、まるで本来の自分に戻っていくように、穏やかな人になるのです。私は、多くの方々が変化していくのを見て、本来誰もがそのような生き方ができるようになっていると感じています。そうやって自分自身を生きるようになった方がこんな声を届けてくれました。通信講座の受講生の方です。

「感情が揺さぶられるようなことが起こったり、体調が悪くなったりしても、心のバランスシートや手当法を使って、自分の力だけでもとに戻ることができると思うと、本当に安心できます……」

薬やカウンセリング、支えてくれる誰かがいなくても、あなたはあなただけの力で、いつでも本来の自分に戻れるのです。その力がもともと備わっているのですから……。からだと心に同時に働きかけて、緊張を手放し、その力を思い出すだけでいいのです。

そうやって多くの方が「安心世界」を生きることができるようになっています。

自分の才能を思い出す

「和み遺伝子」にスイッチが入って本来の自分に戻ると、これまで使っていなかった自分の中にある才能が自然と引き出されていきます。「あぁ、そうだった。私はこんなことしているときが楽しかったんだ……」と、自分の好きなことを思い出すのです。また、「あれをしてみたい、これをしてみたい」という気持ちが湧き出てくる方もいます。

和みのヨーガに半年通って、劇的な変化を遂げたRさん（四十代・女性）も、最終的に、自分のやりたいことがどんどんあふれ出してきました。Rさんの変化の物語をお伝えしましょう。

Rさんが和みのヨーガの教室に通いはじめたころは、彼女のからだはガチガチでとても疲れているようでした。仕事で頭と気を使うようで、「考え過ぎのコリ」がつく盆の窪の両隣や、「気配りのコリ」がつく腕の付け根をどんなにゆるめても、次のときにはカチカチになっているのです。そんな状態がしばらく続いていました。

私は教室とは別の日程で、定期的に「和みのヨーガ体感講座」というものを開いていますが、Rさんはこの講座にも参加してくれました。これは和みのヨーガを簡単に紹介するための講座で、和みのヨーガの理論のベースになっている「認知真理学」を学び、ペアワークを体験します。この講座に参加されたころから、Rさんのからだはどんどんゆるんでいったように思います。

Rさんは、その理論を学んでさまざまなことに思いを巡らしているようでした。「自分自身のまわりで起こっていることをこの理論に当てはめると、どういうことになるんでしょうか?」などと、お会いするたびに、色々なことを問いかけてきてくれました。

このころは、Rさんのお母様が亡くなられたばかりで、Rさんにとって大変な時期でした。Rさんは、これまで絶縁していたお父さんと電話で話さなければいけないことが多く、それが本当に苦痛だったようです。それで、父親に対する自分の感情を、どう読み解いていったらいいのかを知りたかったのです。

「お父さんに何を感じますか？　あなたが我慢していることを、お父さんがやって見せてくれているのですよ」

とお伝えしたところ、Rさんは自分の中で思い当たることがあったようでした。

「えっ？　本当は私自身が、自分で自分を責めて罪悪感を持っているの？」

「えっ？　じゃあ私が、依存しているっていうこと？」

こんなふうに気づいて、自分で自分自身の感情を読み解いていったのです。

Rさんの変化はお父さんの変化にも繋がっていきました。Rさんは週一回、教室に参加なさっていたのですが、教室に来るたびに変化を話してくれました。「私の考え方が変わったら、父も変わってきたの」と、一週間前の自分の気づきの結果が、実際にお父さんの行動となって反映されていることを教えてくれるのです。電話の向こうのお父さんが同じ人とは思えないぐらいに変化していったそうです。

お会いした当初、Rさんは、ひどい胃痛に苦しんでおり、食べることへの怖れもあったようでした。けれどこのころには、からだがゆるんで楽になっていくとともに、胃痛も緩和して、安心できる人と一緒にいるときには何でもおいしく食べられることに気づいたのです。

その後も、自分の感情の原因に気づいては手放し、次の問題が発生したら、また気づいては手放すということを繰り返していきました。そばで見ているとそれはまさに快進撃で、力強く自分の人生を切り開いていかれました。そして、かつては絶縁状態で、電話するだけでもイライラしていたお父さんと、とうとう直接会って話ができるようになったのです。

また、「父に和みのヨーガの手当てをしたいけれど、父はそんなものは信じないだろうしやらせてくれないかも……」と、思っていたそうですが、今は実家に帰るたびに、お父さんに手当てをしているそうです。それどころか「とても体調がよくなるから、やって欲しい」と、お父さんから頼んでくるようになったとのこと。Rさんは、「本当にうれしい！　父親とラブラブになったの。一緒にいてこんなに安心できるなんて、昔はまったく考えられなかったのに……」と話してくれました。

お父さんとの和解と並行して、Rさんは「自分がやりたいこと」についても考えるようになりました。実は、Rさんは西洋医学のお医者さんです。「自然治癒力」という言葉は、西洋医学の概念にはありませんが、Rさんは自分自身の体験を通してそれを実感したようでした。

「本当に自分自身がやりたい医療とはなんだろう？　薬を出すだけではなく、診察に和みのヨーガを取り入れて、触れ合ったり、じっくり話しを聞いたりすることで患者さんの力になれるような医療ができれば――」

Rさんは、これまではできないと思ってあきらめていたことに向き合うようになりました。そして、その第一歩として、和みのヨーガのインストラクターになることを決心したのです。

才能を活かすための未来を描く

インストラクター養成合宿では、みなさんに一年後の自分の未来をイメージしてもらいます。からだをほぐし、心がゆったりとしている状態で、自分自身と向き合いながら、未来を描くのです。そして、その「未来」を「今ここ」の出来事を語るように、ペア同士で話します。その後、ペアの相手が語ってくれた未来を全員の前で紹介します。Ｒさんとペアになった方は、Ｒさんの未来をこんなふうに話してくれました。

Ｒさんは、医師としてのキャリアを活かして、お年寄りが最後のときまでいきいきと生きて、自然と眠るように亡くなることのできる老人ホームを作っています。これは、Ｒさんのお父さんが長年構想していたもので、二人で力を合わせて現実化したのです。そこは、ただの「老人ホーム」という言葉では言い表せないような素晴らしい場所です。広大な土地を活かして、さまざまなものが併設されています。まずは保育所。お年寄りにも子育てに貢献をしてもらっています。自然農法で野菜や果物を栽培する場所もあります。お年寄りや子どもたちは、自分で育てたものを収穫して食事を作り、それが日々の食卓に並ぶ幸せを感じています。

またそこでは、お年寄りたちが自分の才能を活かし、講師となって智恵を伝える場があります。味噌や漬物の作り方を教えたり、絵手紙の書き方を教えたり……。講師料も出せるようなシステムになっており、それぞれが自分の好きなことをして社会に貢献できていることに喜びを感じ、得た収入で新しい趣味をはじめる方もいれば、それを寄付することで豊かな気持ちになる方もいます。

老人ホームには、時々ガンダーリさんに来てもらって「幸せ創造劇場」が行われ、お年寄りの方々の人生の一ページを即興の劇にしてプレゼントしています。「自分の人生、いろんなことがあったけれど、まんざらでもなかった」と、人生が充実していたことをあらためて感じる方、自分自身が死ぬ様子を劇にしてもらうことで、安心して旅立つ準備ができる方など、さまざまです。

そして、ここには妊婦さんが自然なお産をするための家もあります。Rさんはここで、ご自身の経験を通して、からだを整えて鍛えることの大切さを伝えています。妊娠を希望する人たちや妊婦さんたちが、そこで自分のからだに向き合い、整えています。

みなさん、見てください一年前の合宿のときはあんなに華奢だったRさんが、見違えるようにたくましくなられたでしょう。お腹の中には赤ちゃんがいるんですよ。今、ご自身の高齢出産の体験を本にしようと、知り合いのライターさんと話を進めているところです。

これを聞いていた全員から歓声があがったのは言うまでもありません。「手伝うよ！」「応援してるよ」「よくやったね」という温かい言葉がRさんにかけられました。

Rさんは、この構想の実現に向けて具体的にどんどん行動を起こしています。かつては故郷には帰りたくないと思っていましたが、その故郷でこの老人ホームを実現しようとしています。今では自分の故郷が大好きになっているそうです。お父さんからの愛を素直に受け取ることができるようになったからでしょう。また以前は、お父さんが経営している病院のスタッフの人たちが自分につらくあたっているように感じていたそうですが、今は優しい慈愛の目でRさんを見てくれていると感じるようになったとのこと……。今、Rさんは、自分が自分を認めて「大丈夫」と思えているので、まわりの人が自分の描く未来を支えてくれると思えるようになっています。

意識が変わると、こんなにも見える世界が変わるということに驚きながらも、Rさんは、それが自然の法則に従って生きることによって自分の中に生まれた確たる真理だということに気づいています。そうすると、才能がどんどんあふれ出してきます。そして、「こうなりたい」「こんなことをしたい」と言葉に出して語るとびっくりするほど速く現実化していきます。Rさんが今思い描いている風景が現実のものとなるのも、そう遠くはないでしょう。

やりたいことはできること

あなたが何かを素晴らしいと思ったり、これをすると楽しいだろうと思ったりするものは、もうすでに自分自身の中に才能としてあるものです。才能があることを知っているから「これをやってみたい！」と思うのです。「こうなれば人から評価される」とか、「こうすれば幸せになれるはず」という思い込みではなく、あるがままの自分が素直な気持ちで願うことであれば、それを叶える力をあなたはすでに持っているということを思い出してください。また、誰かをすてきだと思うのは、その人が自分にない要素を持っているからではなく、同じものを自分が持っているからそう思うのです。もしも、自分の中にその要素がなければ、そのことに気づくことはできません。その要素が目にはいらないのです。

そして、「これをしたい！」と心から思った人は、それをかなえる方向に行動を起こします。「思考は現実化する」という言葉がありますが、これはただ寝て妄想していれば叶うというものではありません。本当の意味で真理を知ると、行動を起こさずにはいられなくなるのです。

第1章でも書きましたが、私は大好きな即興劇を使って気づきをうながす場として、「幸せ創造劇場」というものを行っています。

「和み遺伝子」にスイッチが入った方に、「幸せ創造劇場」で希望する未来を表現してもらうと、どんどんやりたいことが湧き出てきます。あとは、思いのままに行動を起こしていけば、それは必ず実現します。実現させるために必死でがんばったり、無理なことをしたりしなくても、面白いくらいすんなりと、ことが運んでいくのです。

「やりたいことなんてない」「何がやりたいのか分からない」という人は、からだが緊張していないか、「こうすべき」という思いにとらわれていないか、気づいてみてください。「絶対こうしなければならない」という思い込みを手放して、ゆらゆら揺れてバランスを取りながら色々な出会いを繰り返していると、やりたいことは自然と見つかります。やりたいことを見つけなければと思う必要はありません。本来の自分が生きたいように生きればいいのです。やがて「これをしていれば、幸せ」というものに気がつくでしょう。そうするとあなたの人生の目的が分かってきます。

そうなると、今ここで生きていること自体に感謝する気持ちが湧いてきます。心が安定していると、当たり前のことにも自然と感謝の気持ちが湧いてくるものです。仕事があること、家族がいること、生きていること――。感謝の気持ちがあふれ出すと、自然と涙が出てきます。その涙が心もからだも浄化して、本当の幸せを味わわせてくれます。「幸せになりたければ、感謝をしなさい」と言われる所以です。

「幸せになりたい」という言葉をよく耳にしますが、私は、「幸せになる」ではなく、「幸せを感じる」という表現のほうがしっくりきます。自分自身を生きるようになると、自然と感謝の気持ちと幸福感が湧きあがってきます。そのとき、「幸せを感じる」という意味が分かっていただけるのではないかと思います。そのころにはきっと、あなたが本当に望む生き方となっていることでしょう。

魂のパートナー

あるがままの自分自身を生きていると、パートナーの大切さに気づきます。あなたがこの世に存在しているということは、必ずもうひとりの片割れがいるということです。あなたとパートナーは二人でひとつの存在なのです。あなたはひとりだけでも女性性と男性性を合わせ持った完全な存在ですが、陰と陽とが組み合わさることで、さらなる無限のパワーを得ることができます。

和みのヨーガで統合失調症を克服したKさん（三十代・女性）も、魂のパートナーに出会いました。Kさんは、はじめて和みのヨーガの教室に参加したあと、すぐに「インストラクターになりたいです！」と宣言してくれました。そのとき、すでに症状の回復ははじまっていたのだと感じます。それから、教室でたくさんの仲間に出会い、「幸せ創造劇場」にも参加して、演じ手としても活躍するようになりました。

あるとき、幸せ創造劇場に参加したKさんの友達が、「三ヵ月後に彼ができる」という未来を、演じ手に即興劇にしてもらいました。その方は、彼氏ができる気配などまったくなかったにもかかわらず、本当にぴったり三ヵ月後に彼氏ができたのです。そこで、Kさんも「彼ができる」という未来を即興劇にしてもらうことにしました。幸せ創造劇場では、話し手に未来を語ってもらったうえで演じ手が即興劇を作るのですが、彼女に「彼とは、どこで出会いますか？」と尋ねると、「私が開いている和みのヨーガの教室で……」と答えてくれました。その様子を即興劇にして、近未来としてKさんに見てもらいました。

統合失調症の症状もなくなり、すっかり元気になったKさんは、その後、さまざまなことを乗り越えていきました。気づいていなかった自分の中の感情に気づいて手放したり、新しいことにチャレンジしようと、実家を出て自立したり。その過程でどんどん自信がつき、自分のことが好きになっていきました。

念願のインストラクターになって教室を開いていると、ある男性が、うつの症状をなんとかしたいと言って通ってくるようになりました。教室に通う中で、うつが治った彼は、Kさんに深い信頼を置くようになり、やがてそれは愛へと育っていったのです。ありのままの自分を受け入れはじめたときに、Kさんは自然な形で魂のパートナーに出会ったのでした。

私は、二人の結婚式に出席させていただいたのですが、出会ってからの彼女の成長ぶりを思い返し、感無量でした。まるで自分の娘がお嫁に行くかのような思いでした。彼女は「自分が結婚できるなんて思っていなかった……しかもこんなに素晴らしい人と……」と、涙を流しながら話しくれました。結ばれるまでには、いくつかの難関もありました。それを乗り越えることができたのは、彼女が「素直な心」で向き合っていったからでした。どんなときも、「かわいそうな私、悪いあなた」と相手のせいにするのではなく、「すべては自分自身が映っているんだ」と、自分のこととして受け止め続けたのです。

彼女は、自分の結婚式で幸せ創造劇場をしたいという夢も実現させて、「日々これ好日」という題名の未来の即興劇が式の中で行われました。その中で描いた「自宅のそばで家庭菜園をする」という未来も、いつのまにか現実になっています。ひとりのときよりも、二人になってからのほうが、描いた未来が速く実現していくのです。また、何か問題があっても二人で力を合わせて向き合うので、すぐにそれを問題とも思わなくなっていきます。

自分の中のバランスが整って自分のことが大好きになると、あなたのことが大好きな「もうひとりのあなた」に出会うか、すでに出会っているパートナーともっと仲良くなります。人間関係や経済的なことを含め、どんなことでも二人で向き合っていくと、自然とうまく整うようになり、二人で作る時間と空間は満たされたものになるでしょう。そうなると「誰かといるのは煩わしい」、「相手に合わせるのは不自由だ」なんてことは思わなくなり、「ただ一緒にいられるだけでいい――」と思うようになります。共に生きて、ここに在ることに、さらに感謝の気持ちが満ちあふれるようになり、幸せを噛みしめて生きていくようになります。

より深く繋がるための手当法

ここまで読んできて、きっと家族やパートナーの大切さを感じ取られたのではないかと思います。大切な方ともっと深く繋がるには、ペアワークが一番ですが、中でも一番おすすめなのは、「相手と一体となる手当て」です。からだと心の緊張をある程度手放せてきたら、もうこれだけでもいいくらいです。ちょっと疲れたなと思ったり、体調が良くなかったりしたら、パートナーやご家族の方と、ぜひこの手当法をしてみてください。

●相手と一体となる手当て

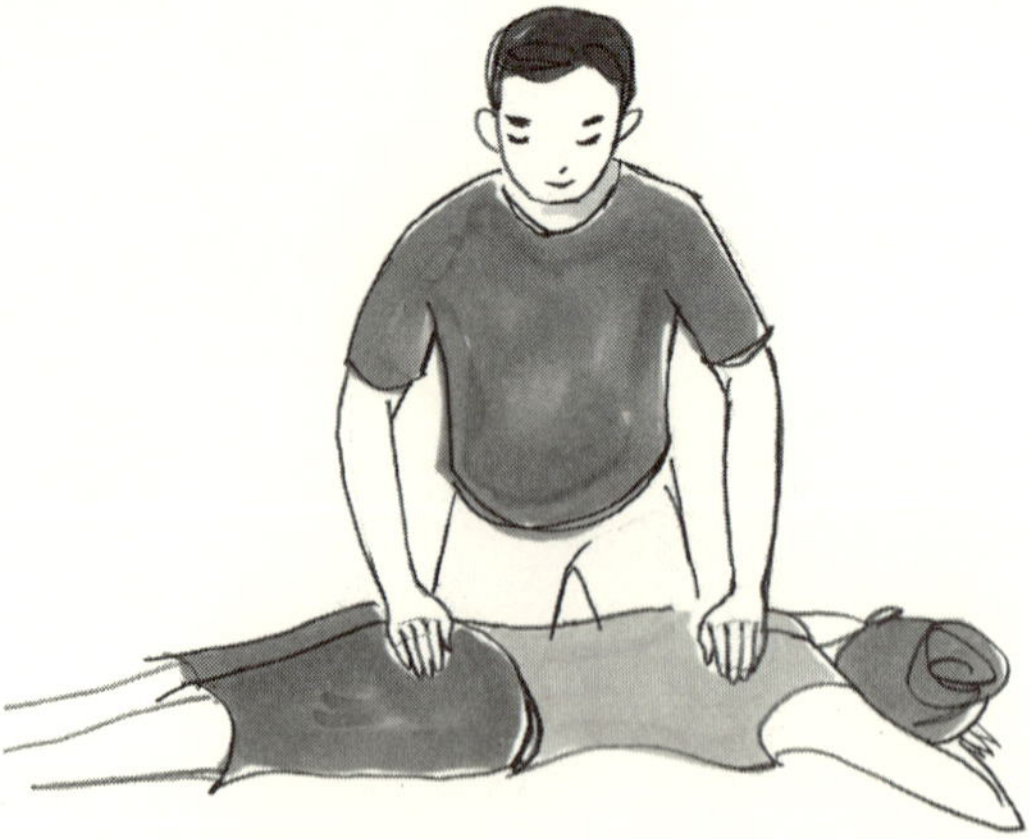

手当てをしてもらう人はうつ伏せに寝ます。
手当てをする人は、相手の左側に座ります。
肩甲骨の間に左手の手のひらの
中心が来るように置き、右手を仙骨
（お尻のちょっと高くなっているところ）に置きます。
優しく置いた両手を、同じ方向にゆらゆらと揺らします。
最初は小さく揺らし、少しずつ相手の動きに合わせて
大きく揺らしてしていって、ふっと止めます。
止めたときに、手のひらで相手の人の呼吸を
感じてみてください。
これを五〜七回くらい繰り返します。

教室では、後半に行うペアワークの最初のほうで、この手当てを行います。分子で形作られている私たちのからだは、プラスとマイナスの電気からできているようなも

のなので、このように肩と仙骨に手を置いて繋ぐだけで、手当てを受ける人だけでなく、手当てをする人のからだにもよい循環が起こります。そしてお互いに心地のよい状態になるのです。

また、私たちの脳には、自分の手と一緒に同じように動いている相手の背中を、「自分のからだ」だと錯覚する働きがあります。相手のからだを両手でゆっくり揺らしていると、相手のからだを自分の一部のように感じ、手当てをする人と手当てを受ける人が一体となっていきます。手当てをする人は、ただただ心地よくゆったりとした呼吸をしながら相手に触れているだけでいいのです。手当てを受ける人は安心して力が抜けた状態になり、からだに手を置いて揺らしてもらうだけで、揺れている部分と揺れていない部分をより敏感に感じ取り、さらに深いところの緊張を意識に上らせ、手放すことができます。

また、からだがカチカチに硬直していると、筋肉だけでなく、目には見えない身体部分（オーラ・細やかな波動）までも、動きが悪くなっていることがあります。この手当てでからだをゆらゆらと揺らして、ふっと止めたときに、からだは止まりますが、オーラの部分はそのまま揺れ動きます。そうすると、オーラにまで及んでいた滞りが解消されていきます。

心地のよいエネルギーの流れがある中で、相手と一体になっていると感じると、お互いに相手をとても大切に感じるようになります。そして、まるでもうひとりの自分にやさしく手当てをしている感覚、手当てをしてもらっている感覚になっていくのです。

教室では、「手当てをしていると、自分に対しても相手に対しても、愛おしさがあふれてきて、胸がいっぱいになりました……」と話してくださる方がいます。この手当法でお互い揺らし合うことで、絆はどんどん深まっていくことでしょう。ぜひ試してみてください。

家族やパートナーだけでなく、「和み遺伝子」にスイッチが入った人はお互いにどんどん繋がっていきます。自然とそのような人たちが集まるのです。一人ひとりの「安心世界」が繋がって、大きな「安心世界」が形作られ、そこにいるだけでほっとできるコミュニティが自然と生まれていきます。そこに集まる人たちは、「世界は安全で、人は優しく、何が起こっても大丈夫」だと感じています。そして共通するのは、みんなの役に立つことをしたいという気持ちが高まってくることです。つまり、相手の喜びが自分の喜びとなるのです。一旦、からだと心が整うと、世界との繋がりを実感し、世界はひとつだという一体感を感じるようになります。かつて感じていた寂しさや、孤独感が無くなっているのです。そして、ありのままの自分を生きることが一番大きな力を生むということに気づきます。

そのころには「すべてのことには両面がある」、「大切なのはバランス」、「すべては自分が決めている」という三つの自然の法則が完全に自分のものとなっていることでしょう。

昔からある日本の智恵

自然の法則は、今まで多くの方たちによって伝えられてきたというお話をしましたが、とくに日本では、はるか昔からこの法則に沿った考え方が根づいています。すべてのことには両面があると分かっているので、二極のどちらかに偏って白黒はっきりさせるということを必要以上に求めてきませんでした。日本語という言語がそれを表しているのではないでしょうか。日本語には主語がありません。「私が」「あなたが」という「が（我）」がないのです。ひとつの出来事を伝えるときに、それが「自己主張」だけに偏るわけでもなく、「他人事」に偏るわけでもないということです。自分は相手であり、相手は自分であることが分かっていたのではないでしょうか。

また、日本人は虫の音や風の音などの自然界が発するものを、単なる「音」ではなく言語として左脳で聞くと言われています。そう考えると、私たちは昔から、鳥や花など自然の生き物、もっと言えば地球や星も、「私たちと同じもの」であるという意識があったのではないでしょうか。世界は一体であるという感覚を、もともと持っていたということなのだと思います。その意識があったからこそ、自然を支配するのではなく、自然と一体になるという感覚が当たり前だったのでしょう。

すべてのことには両面があり、相反するように見えるものはそもそもひとつなのだと分かっていると、二極のうちの片方を切り捨てることなど本来不可能だと分かります。「喧嘩両成敗」という言葉がそれを表しているのではないでしょうか。

また、「人のふり見て我がふり直せ」「子は親のうつし鏡」「夫婦は合わせ鏡」など、両面から物事を見ることができるバランスのとれた視点を持つことの大切さが、格言を通して伝えられてきました。それこそが大切だということが分かっていたのでしょう。

「情けは人のためならず」「天に唾するものは、己が面にかかる」「人を呪わば穴二つ」など、世界で起こるすべてのことは自分が作っているということも、ことわざになっています。三つの自然の法則に沿って生きるための智恵は、日本人がずっと大切にしてきた考えの中にあるのです。

手当ても日本人の智恵のひとつです。和みのヨーガの手当てには、昔から日本の家庭で行われていたものや、子どもたちの遊びを通して伝えられてきたものがあります。昔は家族同士で肩や手を揉んだり、足の裏を踏み合ったりしていませんでしたか？また、親子や子ども同士で手遊びをして触れ合ったり、にらめっこやあっかんべーをして顔の表情をほぐしたりしていませんでしたか？　これらの要素が和みのヨーガに入っているので、なんだか懐かしい感じがすると言う方もいます。いつのまにか機会が減っていっただけで、からだに触れ合ってほぐすということはずっと日常の中にあったのです。

昔は家庭の中で安心して緊張をほぐしながら、家族で自然の法則に沿った智恵を伝え合っていたのではないでしょうか。日常生活の中で、当たり前のようにたんたんと、大切な人のからだと心の両方に働きかけていたので、何があってもお互いに素直な自分でいられたのでしょう。もともと日本にあったこの考え方を忘れてしまっている方や、核家族で育ったために教えてもらってこなかった方が増えています。私は、この「日本の智恵」をみなさんに伝え続けたいと思っています。

働くとは「はたを楽にする」ということ

もう少し、日本文化のことを考えてみましょう。古来、日本人は言葉の響きである「音」を大切にしてきました。今でも「切る」など縁起の悪い言葉は忌言葉として、結婚式などで避けられます。また、試験前には、「すべる」や「落ちる」という言葉を使わないように気をつけたり、試合前には、「勝つ」にかけて、揚げ物の「カツ」を食べたりすることがあります。語義の違うものでも、同じ響きを持つもの同士の繋がりを感じ取り、それを日常生活の中に自然に取り入れてきたのです。また、言葉の音に、深い意味が隠されていることもあります。例えば、奥さんのことを「かみさん」と呼ぶのは、奥さんが「神」のように大切であると知っていたからなのでしょう。

もうひとつ興味深い例をご紹介しましょう。日本人は勤勉でよく働くと言われていますが、それは「働く」ということの意味を、「はた（の人）」を「楽」にするものとしてとらえてきたからです。家族をはじめとした、まわりにいる人を楽にするために働いてきたのです。だから働くことを美徳としていたのでしょう。

まわりのために死ぬ直前まで自分ができることをして、やがて何もする必要がなくなったことを知り、満足して眠るように亡くなる――。それが当たり前の生き方で、生きることはすなわち「まわりを楽にする」ということだったのです。からだと心が整った状態で、あるがままの自分を受け入れ、安心して目の前のことに取り組むことができていたので、世の中に貢献することは当たり前だったのだと思います。

だから、緊張を手放して和み遺伝子にスイッチが入った方たちは、自然に「少しでも、みなさんのお役に立つことができたら……」と思うようになるのです。本来、働くということは尊いことであり、お金を稼ぐためだけに我慢して行うものではないことを思い出すのです。

「はた」が「楽」になるように、目の前の人を大切にして自分のできることをして、自然と必要なお金がまわってくると、その循環を滞らせることなく、また必要な人にまわしていく――。そんな生き方をするようになります。お金はいいものでも、悪いものでもないことに気づき、不安を解消したり、自分がいつの日か楽をして遊んで暮らしたりするためにお金を貯め込むようなことはなくなります。

また、昔からお金は、「お足（おあし）」と呼ばれており、自分で歩いて必要なところを巡ると言われています。本当に必要なところには自然とお金がやって来るのです。お金を独り占めするのではなく、感謝の気持ちとともに循環させていれば、それは愛というエネルギーの代わりとなり、必要としている人のところへ必要な分だけ巡るようになっているものだと思います。

昔から伝えられている言葉や考え方の中に、とても深い智恵があります。それをもう一度思い出してみてください。そして、そのすべてが私たちの文化にしっかりと根ざしていることを誇りに思ってください。

自分が体感した真理

かつては「答え」を外の世界に求め続けてきた方も、答えはすべて自分の中にあると分かってきたのではないでしょうか。その答えに気づくためには、自分自身を知って、それをまるごと受け入れるということが大切です。ありのままの自分を受け入れ続けていれば、体験を通して真理が見えてきます。

また、私たちは自分を扱うように人を扱うので、自分の「ありのまま」が受け入れられると、まわりの「ありのまま」が受け入れられるようになります。自分は「大丈夫」だと思うと、他人や自分を取り巻く世界も「大丈夫」だと思えるようになります。そして、わくわくしながら、どんなふうに生きていこうか、どんなことを楽しもうかと思えるようになるのです。

あるがままの自分を完全に受け入れて生きていく中で、さまざまな人に出会い、色々な体験をして自分自身のことをさらによく知っていくと、自分の言葉で真理を表現できるようになっていきます。自分なりの感性で真理に気づくからです。

実際に真理を言葉にしてみてください。あなたの「真理」はどんな言葉で言い表すことができますか？　ちなみに、真理を私の言葉で表すとしたら、「すべてのことには自分自身が映っている」ということです。これは、私が自分の体験を通して気づいた真理のひとつです。人が怖くて、傷つくのも、傷つけるのも怖がっていた私が、その恐れを手放すことができたのは、この真理に気づいたときでした。

自分の真理をしっかりと受け止めている人は、まわりの人たちも、その人なりに真理が見えているということをしっかりと認めることができます。そして、自分の真理が「絶対なんだ」と他人に押しつけることはしませんし、他人が自分の真理を完全に理解してくれることを期待したりはしません。自分自身のことを理解して、「それで大丈夫」と言えるのは、ほかでもないあなただけだと分かるでしょう。そして、真理を本当に理解するということは、それを生きるということです。あなたの真理を生きることができるのは、あなただけなのです。

真理に気づいたとき、私は私に「エゴのために生きても大丈夫」という許可を与えました。みんなが幸せに暮らせる社会を作りたいという私のエゴは生まれてきた目的なのだと今では思っています。

誰かに自分のことを理解してもらおうと思い続けてきた人は、少し意外かもしれませんが、あなたの世界をあなたとまったく同じように理解できる人は、あなただけです。

「自分を本当に理解できるのは自分だけ」「自分を幸せにできるのは自分だけ」という、いわば諦めの境地に行き着くからこそ、見えてくるものがあります。「あきらめる」は、「あからめる」に通じます。「あからめる」は明確にするという意味です。自分の真理が分かるのは自分だけということが分かってはじめて、他人に過度な期待をすることなく、本当の意味でまわりの人と繋がることができるのだと気づくでしょう。

自立した人同士の繋がりが一番強いのです。自立している人は、人を受け入れることができ、人にゆだねることができるからです。

ところで、諦めたり、受け入れたりするのが難しい究極のものは「死」ではないでしょうか？　その究極のものを具体的にイメージすることで、どのように生きていきたいのかが見えてきます。ここで、自分の「死」の場面をイメージしてみましょう。あなたは、何歳ぐらいで、どんな形で、誰に見守られながら「死」を迎えたいですか？　自分の最後をイメージすることができたら、今からそこに向かってどんな生き方をしていきたいのかがはっきりします。自分の死亡記事を書いて、最後の場面をイメージしてみましょう。

〈例〉

ガンダーリ松本氏は、享年百二十八歳で、ベランダで日向ぼっこをしながら眠るように亡くなられました。氏は、自ら開発された自然治癒予防整体「和みのヨーガ」のおかげで、まわりの人も驚くほどお元気でした。亡くなられたのも、朝、自然農の畑でみんなと一緒に作業をして食卓を囲んだあとのことでした。

「みんなが幸せに暮らせる社会を作りたい」という氏と同じ思いを持つ人々が集まってできた「和みの家族」は、日本全国のみならず世界中に自然発生的に広がり、ルールのないゆるやかなコミュニティを創っています。最初は、気の合った人が共に大切なことを学び合う小さな井戸端会議のような場からはじまりました。やがて自然農法を主とした半自給自足の生活ができるようになり、今では、近隣の家族間の物々交換でほとんどのことがまかなわれるようになっています。そして、余剰のものは無駄に捨てることなく、ボランティアの方々の協力で世界の必要なところに届けられています。

氏は限りなく、歌や踊り、演劇を愛し、みんなが幸せを「今ここ」で感じることのできる「幸せ創造祭り」をたくさんの方と共に全国各地で行ってきたことでも知られています。

ちょうど時代が変換する過渡期であったのか、氏の二〇一一年からの活動は国のさまざまな機関に大きな影響を与えました。その中でも、知識ではなく智恵を学ぶ「和文化教育」は、地域のお年寄りが中心となり、今でも地域社会と子供たちを繋ぐ架け橋となっています。

明日の昼、みんなの「夢」を集めてたくさんの仲間と共に創られた広大な憩いのスペース「和みパーク」の森で、ガンダーリ氏は灰となって大地に戻られます。その森は、氏の仲間が提案した「お墓を建てる代わりに樹を植えて、森になる」という構想のもと、これまでたくさんの方が永眠され、樹木となられました。その日は、氏の遺言通り、それぞれのコミュニティで採れた豊かな食材を使ってみんなで料理を作り、地域の方々と共にいただく「幸せ祭り」が行われる予定です。

これは私が書いた自分の死亡記事です。私はまだ、畳一畳ぐらいの畑を借りて自然農法を教えていただいている段階なのですが、思いのままに書いていたら何だかこんな感じになってしまいました。

書いたことに縛られて、やらなくてはいけないと思う必要はありません。また、もしかしたら日によって違うことが思い浮かぶかもしれません。何回か書いていると変わらないものが見えてきて、自分はどう生きたいのか、どちらに向かっているのか、そして「今」やっていることは、その方向に合っていることなのかということが分かるようになってきます。

もし方向を見失ったとしても大丈夫です。本当の自分の想いと違った生き方をするとからだが知らせてくれます。からだが不調になることで「それは違うよ、それは、あなたの本来の生き方から外れていて、あなたの才能が埋もれてしまっているよ……」と教えてくれるのです。からだの声をしっかりと受け止めてくださいね。

あなたの人生を創るのはあなた

さぁ、あなたはどんな人生を歩んでいきますか？　自分の生き方が見えてきたら、それを忘れないでいるために、ときどき自分にかけてあげる言葉を決めておいてください。それを自分自身に問いかければ、自分の真理や自分の希望する生き方をすぐに思い出せるようなものです。たとえばこんな言葉です。

自分を大切にしている？　大切な人を大事にしている？
わくわくしている？　楽しんでいる？
両面が見えている？　バランスがとれている？
それは愛からきている？　それとも怖れからきている？
あなたのこと、本当に分かってあげている？
からだと心の声を聴いている？
あなたらしく生きている？

そんな一つひとつの言葉があなたの人生を作っていることを忘れないでください。あなたは、自分の人生の主役であると同時に、監督でも演出家でもあるのです。あなたの思いがそのままあなたの人生になっていきます。

相手役の役柄を決めるのもあなたです。憎い敵役に設定するのか、自分を成長させてくれる魂の友と設定するのか、すべてはあなたが決めることができます。すでに最初からセットが組まれてしまっていると感じている方もいるかもしれません。たとえどんなセットが組まれていても、そのセットをどう見てどう感じるかは、あなたが決定できるのです。与えられていないものを嘆き悲しむより、与えられているものをどう使って楽しもうかと考えてみてください。

あなたが安心して、幸せに生きるためには、たくさんのお金も、難しい理論も、必要ありません。ましてや、悟りを開くための修行も、崇拝する指導者も必要ないのです。幸せになるための力は、最初から自分自身の中に備わっています。

大切なのは日常生活です。目の前に起こることすべてが尊く、崇高な真理が現れたものなのです。丁寧に「今ここ」で起こることに集中して生きることこそが私たちの使命です。何か特別なことを成さなくてはいけないということはありません。唯一していただきたいことは、まずあなたがあなたを幸せにしてあげること。それは、すでに幸せであるということに気づくことです。この本が、そのことに気づくきっかけとなり、みなさんが幸せに暮らせる社会を築くための一助となれば幸いです。

おわりに

この本は、魂のつながりを感じるような出逢いから生まれました。まず、作家のつなぶちようじさんからご縁をいただき、出版コーディネーターの豊原美奈さんと出逢いました。彼女と協力し合うことで、本来は言葉になりにくい内容を、誰にでも分かりやすく、かつ実践しやすい形にまとめることができました。

もうひとつのすばらしいご縁が、地湧社の増田圭一郎さんとの出逢いです。地湧社さんは、私たちにとって本当に必要な本を創ることを最優先としてくださっています。増田さんが、「ガンダーリさんの伝えたいことを、そのまま遠慮なく書いてください」と言ってくださったのは、大変ありがたいことでした。スタッフの島田愛さんの「落ち込んでいるときにひとりでこっそり読んで、自分の力で立ち直ることができるこんな本がほしかった」という言葉に勇気をもらいました。

この本の原稿が整ってきたころ、本書のタイトルを決める打ち合わせが行われました。編集者さん側とこちら側から、それぞれ立場の違う五人が参加して、この本にとって一番ふさわしいタイトルを考えるのです。タイトルってなかなか決めるのが難しいものですが、この打ち合わせでは、とても自然な流れでぴったりのタイトルが決まりました。

五人全員が、どんな読者の方に手に取ってほしいのか、この本は何を伝えているのかを考えながら、タイトルのキーワードとなる言葉を出していきました。誰かが発言を我慢するのではなく、誰かの指示に従うのでもなく、そこにいる全員が素直に自分を表現した結果、それぞれの想いが入ったタイトルが生まれたのです。その場には、わくわくとした空気があり、それでいて落ち着きのある静かな時間が流れていました。

そのとき、この本を読んでくれた方同士で、こんなふうに素直に自分の想いを語り合ってくださっている光景が目に浮かびました。ひとりでこの本を読んでいただいても、もちろん色々な気づきがあると思いますが、共感することがあれば、ぜひ身近な人と本の内容を分かち合っていただきたいと思います。そのなかで、お互いに自分自身のことを素直に語り合っていけば、そこは和やかな世界となり、すばらしい調和と創造が生まれることでしょう。そして強い絆が育っていくと思います。

また、大切な人が落ち込んでいるとき、直接声がかけられなかったり、何と言っていいか分からなかったりしたら、元気になってほしいという祈りを込めてプレゼントしていただけるとうれしいです。あなたの想いを形にして誰かに手渡すだけで世界は変わります。湖に小石を投げいれるとゆっくりと波紋が広がって行くように、あなたのほんの少しの行動が、まわりの世界をさまざまに変化させていきます。

同時に、あなたの人生をもう一度振り返ってみてください。これまでのあなたの体験にはどんな意味があったのか、これからあなたがつむぎ出していく未来はどこに向かっているのかを書き留めていただきたいのです。やがてそれがあなただけの「幸せの手引書」となっていきます。

そうやってあなたの言葉でつづった真理や智恵を、ぜひ大切な家族に伝えていってください。それはずっと受け継がれていくことになるでしょう。もちろん家族とは、血のつながりだけを意味しているのではありません。あなたが出逢うすべての人は、魂のつながりがある大きな家族なのです。魂のつながりを、小さな家族から大きな家族へと広げていってください。

色々な人とつながっていくことができると、もともとあなたに備わっている力も輝き出してきます。仲間とつながっていくと「和みの遺伝子」にスイッチが入りやすくなります。そうすると、あなたの存在が、みんなをほっと安心させることになります。どんな場面でも、どんな状況にあっても、あなた自身がこの世界を創っているということを忘れないでいてください。

あなたの世界にこの本を登場させてくださって、本当にうれしく思います。このご縁に心から感謝しています。そしていつの日か、あなたに出逢うことができたらこれほど私にとって幸せなことはありません。

最後に、和みのヨーガ研究所の鈴木智之さん、全国の和みのヨーガのインストラクターのみなさん、そして私に命を授けてくれた松本基之、幸子（画号・松本春坡）に心より愛と感謝をささげます。

二〇一二年八月

ガンダーリ松本

【著者略歴】
ガンダーリ松本（がんだーり　まつもと）

自然治癒予防整体「和みのヨーガ」創始者。

ジャパン・カレッジ・オブ・オステオパシー心理学講師。

九州大学卒業後、心理学をはじめ、東洋医学、大脳生理学を学び、それらの知識を融合して、各方面でカウンセリングを行う。その過程で、心とからだを同時に整えることの重要性に気づき、1996年に、日本人の特性と智恵を活かした和みのヨーガを考案。和みのヨーガのインストラクターの養成にも取り組んでおり、現在100名を超えるインストラクターが全国で活躍中。即興劇を取り入れたカウンセリング（幸せ創造劇場）や、企業向けの発想力研修、講演活動などを行っており、多方面から支持を得ている。一方で、日本に昔から伝わる「和文化」の伝承にも力を入れており、ことだま講座をはじめとしたイベントを開催している。

著書に『和風ヨーガ　日本人の体と心に合わせた健康術』（講談社+α新書）がある。

心とからだにきく　和みの手当て

2012年 9月30日　初版発行

著　者　ガンダーリ 松本　
発行者　増　田　正　雄
発行所　株式会社　地《ち》　湧《ゆう》　社
東京都千代田区神田北乗物町16 （〒101-0036）
電話番号：03-3258-1251　郵便振替：00120-5-36341
装　幀　塚本やすし
編集協力　豊原　美奈
イラスト　大野　まみ
印　刷　モリモト印刷
製　本　根本製本

ISBN 978-4-88503-219-6 C0095

なまけ者のさとり方

タデウス・ゴラス著／山川紘矢・亜希子訳

ほんとうの自分を知るために何をしたらよいのか、宇宙や愛や人生の出来事の意味は何か。難行苦行の道とは違い、自分自身にやさしく素直になることで、さとりを実現する方法を語り明かす。

四六判並製

宇宙とつながる気功レッスン

メグミ・M・マイルズ著

長年中国で気功を学んできた著者が、カナダに渡って風変わりな弟子「ちゃーちん」に気功を教え始める。実際に進行するちゃーちんとのドラマにのせて、気功で起こることをわかりやすく伝える。

四六判並製

すべてはひとつの命

やすだひでお著

真の安らぎのなかで生きていくためには…。そもそも私たちの心や命とは何なのか。宗教や哲学で永く追い求めてきたテーマを、感性と理性の絶妙なバランスで誰でもわかるようにやさしく描く。

四六判上製

自分さがしの瞑想

ひとりで始めるプロセスワーク

アーノルド・ミンデル著／手塚・高尾訳

夢、からだの感覚、自然に出てくる動き、さらに雑念から人間関係まで、ありのままに受けとめることから自分をより深く知り、囚われのない「今」を素直に生きるためのトレーニング・マニュアル。

四六判並製

いのちのために、いのちをかけよ

吉村正著

産科医として50年あまりにわたり自然出産を見つづけてきた著者が、現代の医学や経済の問題点を根本から指摘し、感性的認識を取り戻して自然に生きることの大切さを、ユーモアをまじえて説く。

四六判上製